NOUVEAU TRAITE

DES

RÉTENTIONS D'URINE.

OUVRAGES DU MÊME AUTEUR.

***

TRAITÉ DES RÉTENTIONS D'URINE causées le plus fréquemment par un ou plusieurs obstacles du canal de l'urètre, etc. Paris, 1823, 1 vol. in-8°. Prix : 3 fr.

> Ce Traité est épuisé depuis long-temps ; celui que nous publions aujourd'hui peut être considéré comme une seconde édition beaucoup plus complète de ce premier ouvrage.

TRAITÉ SUR LE CATARRHE UTÉRIN, ou les Flueurs blanches ; de leurs effets sur la santé des femmes, de leur traitement curatif, et des moyens hygiéniques pour les prévenir. 1825. 1 fort vol. in-8°. Prix : 5 fr.

MANUEL DES GOUTTEUX ET DES RHUMATISANTS. 1829. 1 vol. in-18 ; deuxième édition. Prix : 2 fr. 50 c.

MÉMOIRES SUR LE TRAITEMENT RADICAL DES RÉTENTIONS D'URINE occasionnées par les rétrécissements de l'urètre ; suivis de quelques considérations pratiques sur les affections des voies urinaires, sur les écoulements négligés, les maladies vénériennes ou dartreuses répercutées par de mauvais traitements, et sur les calculs urinaires, le moyen de les dissoudre et de les briser facilement dans la vessie à l'aide de nouveaux instruments, etc. Paris, 1830, 1832 et 1833. Brochures in-8°. Prix : 1 fr. 50 c.

> Ces Mémoires sont totalement épuisés.

IMPRIMERIE D'AMÉDÉE SAINTIN, RUE SAINT-JACQUES, 38.

NOUVEAU TRAITÉ

DES

RÉTENTIONS D'URINE

OCCASIONNÉES PAR LES

RÉTRÉCISSEMENTS DU CANAL DE L'URÈTRE,

PAR LES MALADIES DE LA GLANDE PROSTATE
ET PAR CELLES DE LA VESSIE ;

DE LA BLENNORRHAGIE ET DE SA CURE ;

ET

TRAITEMENT DES DIVERSES AFFECTIONS
QUI EN SONT LA SUITE,

SUIVANT LA MÉTHODE DE DUCAMP, PERFECTIONNÉE

PAR DUBOUCHET,

AUTEUR de plusieurs ouvrages et instruments concernant le traitement des maladies des voies urinaires ; MÉDECIN de l'Association philanthropique pour la propagation de la vaccine en France ; MEMBRE TITULAIRE de la Société française de Statistique universelle ; de celle des Sciences chimiques et physiques ; des Sociétés Linnéennes de Paris et Bordeaux ; MEMBRE HONORAIRE et CORRESPONDANT de plusieurs Académies et Sociétés savantes, nationales et étrangères ; FONDATEUR ou COLLABORATEUR de plusieurs Recueils et Journaux de médecine et de chirurgie, etc., etc., etc.

AVEC UNE PLANCHE
RÉSENTANT LES NOUVEAUX INSTRUMENTS DE L'AUTEUR.

═══

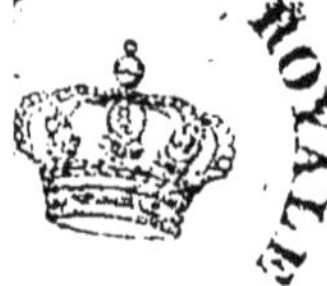

A PARIS,

'AUTEUR, rue du Dauphin-Rivoli, n° 7.
CHEZ GERMER-BAILLIÈRE, libr., rue de l'École-de-Médecine, n° 13 *bis·*
DELAUNAY, libraire, au Palais-Royal.

1834.

AVANT-PROPOS.

La manière flatteuse dont le public a ac-
cueilli tout ce que j'ai successivement fait
paraître depuis douze ans sur les maladies
des organes génito-urinaires, m'a engagé à
ne pas différer l'impression d'un ouvrage at-
tendu par tous les médecins qui savent que
ma position m'a mis à même de voir les
faits les plus curieux, et de recueillir les observations les plus intéressantes de la pratique chirurgicale.

Le premier, j'eus l'heureuse idée de po-
pulariser en France l'excellente méthode
de Ducamp et d'apporter d'importantes
modifications à ses instruments, que la
mort ne lui avait pas laissé le temps de perfectionner.

A peine ce jeune médecin venait-il d'initier
le monde savant à ses ingénieuses découvertes, que, plusieurs fois, dans sa pratique,
il m'appela à le seconder. Plus tard, lors-

qu'au mois de février 1823, la maladie, qui depuis long-temps le minait sourdement, le força d'interrompre ses traitements, plusieurs de ses malades vinrent réclamer mes soins, et j'eus le bonheur de mener à bien ce qu'avait commencé une main plus habile et plus exercée que la mienne.

Les rétentions d'urine causées par des rétrécissements du canal de l'urètre sont très fréquentes de nos jours; et sur trente sujets qui en sont atteints, vingt-huit le doivent à des carnosités ou à des brides survenues dans le canal à la suite d'écoulements blennorrhagiques mal traités ou guéris trop hâtivement par des remèdes astringents ou des injections analogues.

Combien sont coupables ces hommes de l'art qui, se faisant un jeu d'abuser de la crédulité publique, offrent de toutes parts, avec assurance, un appât perfide aux malheureux malades, et leur font entrevoir les prétendus avantages d'une rapide guérison!

A la vérité, ils arrêtent pendant quelque temps les blennorrhagies récentes; mais celles-ci passent bientôt à l'état chronique, elles engorgent, en se répercutant, la membrane muqueuse de l'urètre et causent, à la longue, ces rétrécissements, ces brides, ces ulcères, ces coarctations qui, progressivement, diminuent le jet des urines et ramènent les écoulements : heureux alors les malades qui ne recourent pas trop tard à notre méthode de guérir! car, ici, ni les opiats, ni les bols, ni les mixtures, ni même les injections n'auraient plus de vertu pour tarir des écoulements entretenus par une véritable plaie et par des excroissances qu'il faut absolument attaquer et détruire, ce que la méthode de Ducamp est seule capable d'opérer.

Ajoutons ce nom de Ducamp à ceux de tant d'autres grands praticiens qui ont contribué à faire briller de tout l'éclat qui la distingue, la chirurgie française; comme Bichat, une mort prématurée nous l'a ravi au moment où il commençait à recueillir le fruit de ses travaux et de ses veilles.

Heureux d'avoir cette occasion d'honorer sa mémoire, nous nous faisons un devoir d'intercaler, entre cet Avant-Propos et l'ouvrage auquel il sert d'introduction, une Notice déjà connue, mais pas assez généralement peut-être, pour qu'un grand nombre de nos lecteurs n'aient pas à nous savoir gré de la remettre sous leurs yeux.

Ils y verront comment, à un génie inventif, à une dextérité prodigieuse, Ducamp joignait une activité d'esprit, qui déjà l'avait conduit à ébaucher les instruments destinés à aller chercher et briser la pierre dans la vessie.

Ses premiers essais furent d'ajouter à son brise-pierre une poche qui, retenant les fragments des calculs, offrirait le moyen de les extraire ou de les dissoudre plus facilement par des injections.

Témoin de ses expériences, je les continuai après lui; et, à l'aide de diverses solutions inoffensives, celles, entre autres, des carbonates alcalins, qui se combinent très-bien avec l'acide urique, je parvins à dissoudre ou à réduire en poussière des calculs qui étonnaient ceux à qui je fis connaître mes essais.

La soude et la potasse saturées d'acide carbonique atteignaient notre but; les alcalis étendus dans des quantités d'eau convenables perdaient leur causticité et ne

nuisaient ni aux organes digestifs ni à la
membrane interne de la vessie avec lesquels
nous les mettions en contact : mais, introduits dans ce viscère, l'action en était trop
lente; nos progrès vers la guérison étaient
trop incertains : le liquide injecté ne tardait
pas à provoquer chez les malades des envies
irrésistibles d'uriner qui les forçaient à
l'expulser; nous abandonnâmes donc ces
moyens impuissants et cédâmes le pas à la
nouvelle méthode de broiement qui offre
aux malades des ressources plus réelles que
celles résultantes des injections alcalines.

Quoi qu'il en soit, j'ai constaté à plusieurs
reprises que des graveleux, même des sujets
affligés de calculs d'une dimension assez
forte, mais qui ont eu la patience de persister
dans le régime et dans le traitement que je
leur ai fait subir, en ont été totalement débarrassés. Les douleurs produites par la présence des corps étrangers avaient cessé, et la
sonde ne retrouvait plus rien dans la vessie
lors de la dernière exploration.

Ayant eu l'occasion de voir un grand
nombre de malades atteints d'hématurie,
d'incontinence d'urine, de fistules urinaires,

de maladies de la glande prostate, de catharre et de paralysie de la vessie, et surtout
d'affections syphilitiques, j'indiquerai tous
les moyens que j'ai employés avec succès pour soulager les malades qui se sont
confiés à mes soins.

Comme il existe une grande connexité entre ces diverses affections et les rétrécissements de l'urètre, j'ai dû leur donner place
dans cet ouvrage.

Je le divise en trois parties.

La première traitera des maladies de la
vessie et des voies urinaires, en commençant
par le rétrécissement de l'urètre et par les
accidents qui en dérivent, la priorité leur
est due comme étant l'objet spécial du traité.
Les causes de ces maladies, et les affections
des organes qui ont avec elles des rapports
plus ou moins directs, seront développées
dans des chapitres postérieurs.

Dans la seconde partie, je parlerai des
divers procédés employés jusqu'à ce jour
pour guérir les rétrécissements de l'urètre,
du cathétérisme forcé, de la dilatation
par les sondes et les bougies, des diverses
fonctions de la vessie, et de l'opération de la

boutonnière; elle sera terminée par l'exposition claire, précise et pourtant détaillée de la méthode de Ducamp, et des avantages qui constituent sa supériorité.

La troisième, enfin, offrira une série d'observations aussi curieuses qu'importantes, démontrant l'incontestable réalité de cette perfection du traitement, réduit, en quelque sorte, à la précision mécanique.

Ainsi, pour simplifier l'explication de la division de l'ouvrage, on peut considérer ses trois chapitres comme offrant, l'un *la théorie*, l'autre *la pratique*, et le troisième, enfin, *la clinique* de l'art.

Ce traité étant nécessairement appelé à être lu par beaucoup de personnes étrangères à la médecine, autant qu'il m'a été possible j'en ai élagué les termes techniques appartenant à la science; et si j'en ai admis quelques-uns, c'est que je n'aurais pu les suppléer que par des périphrases qui n'auraient qu'imparfaitement atteint le but.

Je croirai avoir servi l'humanité si ce traité aide à la propagation d'une méthode aussi facile dans son exécution qu'assurée dans ses résultats.

Dans la noble carrière que parcourent les médecins, tout s'enchaîne et se lie pour contribuer au besoin général de calmer les souffrances et de guérir les maux; l'erreur elle-même y concourt en provoquant le développement des vérités qui la repoussent.

Jaloux de faire plus que marcher à la suite de la science, si j'ai apporté quelques changements utiles au nouveau traitement inventé par mes maîtres et mes devanciers, quelques légers que soient mes titres à la reconnaissance des hommes, eu égard à ce que dans la route où mon zèle s'est engagé il a trouvé les voies déjà ouvertes, je m'estimerai assez payé de mes travaux, et je m'applaudirai de mes veilles, puisqu'elles auront aidé à cicatriser quelques plaies, à effacer quelques douleurs.

NOTICE HISTORIQUE

SUR

DUCAMP.

(1)

———◦◦◦———

THÉODORE - JOSEPH DUCAMP naquit à Bordeaux en janvier 1793. C'est dans cette ville qu'il commença à étudier la médecine. Commissionné en 1811 comme chirurgien militaire, il fut envoyé à l'hôpital de Strasbourg, où il resta jusqu'en 1812. A cette époque il fut appelé au Val-de-Grâce. L'année suivante il fut attaché au service de santé de la garde impériale, et en 1815 à l'hôpital de de la garde royale. Le 15 avril de cette année, il présenta à la Faculté de Paris sa thèse inaugurale sur les *Polypes de la matrice et du vagin.* Les recherches qu'il fit à ce sujet lui donnèrent probablement l'idée de l'ingénieux instrument qu'il inventa pour replacer le cordon ombilical prématurément sorti. Cet instrument fut présenté en 1820 à la Société de Médecine de Paris ; il fut l'objet d'un rapport de M. *Deneux*. L'invention du jeune médecin mérita les éloges de cet habile professeur, et la Société de Médecine s'empressa d'admettre *Ducamp* au nombre de ses membres.

Il ne tarda pas à donner des preuves de son esprit actif et investigateur. Appelé souvent, dans la pratique, à traiter les maladies de la respiration, il aperçut bientôt combien ces maladies étaient peu connues chez nous, et combien étaient insuffisants les moyens employés dans la pratique ordinaire. Ces maladies devinrent dès lors l'objet spécial de ses recherches : il chercha chez les auteurs étrangers les lumières qu'il ne trouvait pas chez les nôtres. L'ouvrage du docteur Bree sur l'asthme lui parut supérieur à tout ce qu'on avait écrit sur cette matière. Il le traduisit en entier, en l'enrichissant de plusieurs observations. Dans la préface qu'il mit en tête, il expose les motifs qui lui firent entreprendre ce travail, sa profonde affliction lorsqu'il reconnut l'inutilité des remèdes qu'on appliquait communément chez nous aux maladies de la respiration, ses craintes lorsqu'il était appelé à traiter quelques maladies de cette nature. On reconnaît dans ce langage la candeur d'un esprit supérieur qui ne craint pas d'avouer les limites de ses connaissances, ni celles de l'art qu'il professe, parce qu'il sent en lui-même la volonté et les facultés nécessaires pour acquérir ce qui lui manque, et pour faire faire à la science de nouveaux progrès.

Il atteignit l'unique but qu'il s'était proposé en se livrant à ces recherches pénibles ; plusieurs cures heureuses furent le prix de ses soins et de ses efforts.

Il ne se borna point à cette excursion dans la littérature médicale anglaise qui lui était devenue très-familière ; mais en prenant ce qu'il y avait d'utile dans les travaux de nos voisins d'outre-mer, il sut toujours se prémunir contre cet engouement qui rend injuste et partial. Il combattit même, dans le Journal général, les attaques de M. Werther contre la chirurgie française, et montra que c'est vainement qu'on voudrait lui disputer le premier rang que l'assentiment unanime lui a décerné.

Il publia des extraits de l'ouvrage de Johnson, intitulé : *Considérations sur l'emploi des cathartiques et du calomélas dans les fièvres*. Il accueillait avec une sage réserve tout ce qui se présentait sous l'apparence d'une méthode inusitée, ou d'une découverte nouvelle. Il était bien éloigné à cet égard de ce superbe dédain que quelques hommes montrent pour ce qui s'écarte des idées reçues, dédain qu'ils regardent peut-être comme l'apanage de la supériorité, et qui est presque toujours l'indice de la médiocrité orgueilleuse. Comme il était exempt de préventions, il l'était aussi de cet enthousiasme irréfléchi qui se passionne pour tout ce qui est nouveau. Il discutait, il examinait avant de juger. C'est ainsi qu'il traduisit et publia, avec des observations, un ouvrage anglais sur le *Traitement des rhumatismes* par la percussion : sans se laisser prévenir ni favorablement, ni défavorablement, par la bizarrerie de ce titre, il voulut s'assurer de ce qu'il y avait de bon et de réel dans une méthode si nouvelle.

C'est toujours avec cet esprit d'examen, sans lequel il
n'y a ni sagesse, ni équité, qu'il procédait dans ses juge-
ments.

Il publia vers la même époque un écrit intitulé : *Ré-
flexions critiques sur un écrit de M. Chomel, ayant
pour titre, De l'existence des fièvres*. Cet écrit, remarquable par une logique profonde, par la justesse de
vues et la vérité d'observations, l'est aussi en ce qu'il peut
donner une idée du caractère de l'auteur. Le jeune Ducamp, à l'entrée de la carrière, attaquait les opinions
d'un médecin dont la réputation était établie, et les idées
qu'il avait à développer le conduisaient à se trouver quelquefois en contradiction avec un professeur justement
célèbre. Cette position lui prescrivait de mettre dans ses
réfutations de grands ménagements ; car autrement on
n'eût pas manqué de dire qu'il recherchait le scandale
comme un moyen de fixer sur lui l'attention publique.
Son talent et l'élévation de son âme le mettaient au-dessus
d'un pareil calcul, et la justesse de son esprit le garantis-
sait de tout ce qui eût pu donner à sa démarche une semblable apparence. Mais en évitant cet écueil, il s'exposait
à un autre danger dont il ne pouvait se dissimuler ni
l'étendue, ni les conséquences. Il allait soulever contre
lui quelques hommes qu'une réputation acquise et l'habitude de la défiance ont rendus intolérables pour toute
observation et pour toute censure, surtout lorsqu'elles
viennent d'un jeune homme qui a sa réputation à faire.
Il devait aussi s'attendre à avoir contre lui ces gens servi-
les et obséquieux qui, recevant comme un oracle la parole
du maître, regardent l'examen comme une insulte, et la

critique comme une insurrection. Ce danger, Ducamp le brava sans hésiter. Il avait une trop haute idée des devoirs de sa profession pour sacrifier à de vaines considérations l'intérêt de la vérité; car il savait quelles conséquences, dans l'état qu'il exerçait, la vérité méconnue peut avoir pour l'humanité. Il obéit donc à sa conviction. Il publia des observations qu'il croyait utiles, sans s'inquiéter des animosités qu'il pouvait soulever contre lui. Il donna par cette démarche une grande preuve de l'indépendance qui était le trait distinctif de son caractère, indépendance qui devrait toujours être la compagne du talent, puisque sans elle le talent, quelque élevé qu'il soit, ne peut prétendre à une admiration sans mélange, ni à une estime sans restriction.

Peu de temps après avoir publié cet écrit, il commença ses observations *sur les Maladies des voies urinaires,* qui l'ont conduit depuis à de si brillants résultats. Le zèle de l'amitié l'engagea dans ce travail. Ce fut pour soulager un ami souffrant qu'il fit ses premières recherches et ses premiers essais. Il confia à un pharmacien distingué [1], dont il était l'ami intime, ses idées, ses vues et ses procédés encore imparfaits. Celui-ci vit tous les avantages que pourrait offrir la nouvelle méthode lorsqu'elle serait perfectionnée par le temps et l'expérience. Il encouragea le jeune médecin, lui fit voir dans l'avenir sa fortune et sa réputation fondées sur l'heureuse découverte dont il allait enrichir la science. Les faits justifièrent bientôt cette prédiction. Des résultats plus nombreux et plus satisfaisants

[1] M. Labarraque.

attestèrent chaque jour les avantages de ce nouveau mode
de traitement, et mirent enfin Ducamp à même de publier son *Traité des rétentions d'urine causées par
le rétrécissement de l'urètre*. Cet ouvrage fixa l'attention du monde savant, et fonda la réputation de son auteur. Il serait superflu d'en faire ici l'éloge. Le rapport
fait à l'Institut par MM. Deschamps et Percy rend inutile
tout ce que nous pourrions dire. Le suffrage d'un corps
aussi illustre est une autorité qu'aucune autre ne peut ba-
lancer. Toutefois, si après des témoignages si honorables, le mérite du nouveau traitement inventé par Ducamp
n'était pas suffisamment démontré, l'expérience élèverait
sa voix imposante pour attester les nombreux bienfaits
dont l'humanité lui est redevable. Il suffira de dire qu'en
moins d'un an cent cinquante malades, qui s'étaient confiés à ses soins, furent radicalement guéris.

Au génie inventif, à une dextérité prodigieuse, à un
rare talent d'observation, Ducamp joignait une activité
d'esprit, qui l'eût conduit à d'autres découvertes non
moins importantes, s'il n'eût été enlevé prématurément
à la science, dont il s'occupait chaque jour de reculer les
limites. Ses recherches sur les voies urinaires lui avaient
donné l'idée d'un instrument destiné à détruire la pierre
dans la vessie, sans recourir à l'opération de la taille. Il
avait aussi confié ses idées, sur ce nouveau travail, à
l'amitié éclairée du pharmacien qui avait applaudi aux
premiers essais de son traitement des rétentions d'urine.

L'instrument qu'il avait fait construire n'avait point
atteint le degré de perfectionnement auquel il serait parvenu sans doute, si Ducamp avait eu le temps d'y faire

les améliorations que l'expérience lui aurait infaillible-
ment indiquées ; mais, tel qu'il était, cet instrument pouvait être considéré comme un grand pas fait vers le but
que MM. Civiale et Leroy ont atteint quelques années
plus tard en parvenant, par leurs brillants travaux, à
épargner aux malades attaqués de la pierre une opération
aussi cruelle que périlleuse.

C'est au milieu de ces recherches si importantes et des
soins qu'il donnait à ses nombreux malades, parmi lesquels les pauvres eurent toujours une part égale à sa sol-
licitude, que se développait le germe d'une maladie contre
laquelle son activité lutta trop long-temps peut-être. Les
progrès du mal le forcèrent enfin, au mois de février,
à cesser de voir ses malades. On put avoir alors une juste
idée de la confiance qu'il inspirait à ceux qui recevaient
ses soins, en voyant sa porte assiégée par une foule d'individus qui venaient encore solliciter ses conseils, et dont
l'attitude exprimait à-la-fois l'inquiétude pour leur con-
servation personnelle, qu'ils semblaient croire attachée à
celle du jeune médecin, et un sentiment de reconnaissance
pour les soins qu'il leur avait donnés, pour les soulagements dont ils lui étaient redevables.

Quoiqu'il fût plus occupé de ses études et de ses projets
que du mal qui le consumait, Ducamp ne se fit pas illu-
sion sur son état. Il vit que sa fin était prochaine, et n'en
fut point abattu. S'il regretta la vie, c'est en voyant les
regrets qu'il laissait après lui ; et en songeant au bien qu'il
eût pu encore faire à ses semblables.

Ni les soins de sa jeune et inconsolable épouse, ni les
vœux de ses amis et de ses malades ne purent prolonger

son existence. Il mourut le 1er avril 1823, âge de 3o ans,
ayant déjà à cet âge acquis une brillante réputation, en-
richi la science d'une heureuse découverte, rendu à l'humanité un grand service, doublement digne de regrets,
et pour tout ce qu'il avait déjà fait de bon et d'utile, et
pour les espérances qu'il emportait avec lui dans la tombe.

TRAITÉ

SUR LES

RÉTRÉCISSEMENTS

DU CANAL DE L'URÈTRE.

PREMIÈRE PARTIE.

CHAPITRE I.

Du rétrécissement de l'urètre.

Je vais traiter, dans cet ouvrage, d'une maladie très-commune et fort douloureuse. Sa connaissance spéciale est l'objet essentiel de mes études, et sa guérison le but de ma constante application.

Je passerai rapidement sur les détails anatomiques de la partie qui en est le siége.

L'urètre est le canal qui sert de conduit à l'urine et au sperme; il commence à la vessie, et s'étend jusqu'au gland ou à l'extrémité de la verge. Les anatomistes lui ont fait subir plusieurs divisions; il est utile seulement qu'on sache que deux membranes revêtent le canal : l'externe, très-épaisse, est appelée *corps spongieux*; et l'interne, mince et délicate, reçoit le nom de *membrane muqueuse*, sécrétant continuellement, par une quantité immense de follicules, une matière visqueuse et lubrifiante.

Je ne réfuterai pas ici l'erreur de quelques praticiens, qui ont soutenu que le canal de l'urètre a jusqu'à douze pouces de longueur; de nombreuses observations ont prouvé le contraire.

Adonné depuis long-temps à l'étude des maladies des organes urinaires, et favorisé par une pratique étendue, j'ai pris plus de quinze cents mesures sur des sujets de différentes grandeurs : la longueur du canal n'a jamais excédé neuf pouces; constamment cette étendue du canal n'a varié que de sept à neuf pouces.

Le méat urinaire est plus étroit que le reste du canal; mais il n'en est pas moins susceptible d'une dilatation de trois à quatre lignes de diamètre; la circonférence du canal, dans l'état naturel, est de deux lignes et demie à trois lignes.

Plusieurs causes peuvent occasioner des rétentions d'urine : le catarrhe, ou la paralysie de la vessie; la gravelle; les calculs; les tumeurs fongueuses, développées soit dans l'intérieur de l'organe urinaire, soit sur un des points du canal; l'inflammation et l'engorgement squirrheux du col de la vessie ou de la glande prostate, etc.; mais l'expérience nous a prouvé que, sur dix rétentions d'urine, neuf sont dues à des rétrécissements et obstructions survenus sur un ou plusieurs points du canal de l'urètre.

Sans contredit, l'inflammation est une des causes la plus fréquente des rétrécissements de ce conduit. La blennorrhagie, vulgairement appelée *chaudepisse*, est la plus intense et la plus fréquente des inflammations. C'est donc elle principalement qui est la source des carnosités ou végétations qui se forment le long de ce canal.

Si j'interroge les malades qui se présentent à moi, éprouvant quelques difficultés à lâcher les urines, et qui, par suite de ces difficultés, sont obligés sans cesse de satisfaire à ce besoin, tous m'assurent avoir été attaqués dans leur jeunesse d'un ou plusieurs écoulements, dont les derniers surtout avaient présenté des symptômes plus ou moins graves, et s'étaient prolongés indéfiniment. En cet état, les malades ressentaient des pesanteurs vers l'anus, des démangeaisons et de fortes cuissons dans le trajet du canal chaque fois qu'ils voulaient uriner. S'ils se livraient aux plaisirs de l'amour, l'écoulement revenait avec plus d'intensité, les douleurs augmentaient en urinant, le jet des urines diminuait insensiblement, et, avec les années, ils finissaient par éprouver plus ou moins de difficulté à satisfaire ce besoin impérieux de la nature.

Un malade ne s'effraie pas précisément de ces

divers symptômes, qui viennent lentement; il ignore quels sont les accidents qui, plus tard, pourront survenir; plusieurs mois se passent, des années même, sans qu'il éprouve de violentes douleurs; mais l'inflammation n'en fait pas moins de progrès; des coarctations naissantes se forment; les végétations s'étendent; les difficultés d'uriner augmentent chaque jour; quelquefois, malgré les remèdes de toute espèce qu'on lui administre, le malade ne cesse pas d'apercevoir un léger suintement au bout de sa verge; son linge en est constamment taché, et la rétention d'urine complète arrive au moment où il s'en doutait le moins. Heureux celui qui, se hâtant de demander avis en pareil cas, s'adresse à un homme de l'art versé dans la connaissance des maladies de l'urètre et de la vessie ! mais malheur à lui, s'il tombe entre les mains d'un de ces praticiens qui ne connaissent que deux choses, en fait de maladies des organes sexuels : la *vérole* et le *mercure*.

En effet, tous les médicaments que les empiriques administrent ne font qu'augmenter le mal. Un homme éclairé se rend compte de cette affection subite. Il part de ce principe que, toutes les fois qu'une inflammation a passé à l'état chronique, elle a de la propension à se fixer plus particulièrement sur la partie qui en est le siège. La sensibilité du point où elle se fixe se trouvant exaltée, il en résulte une espèce de boursoufflure, d'où naissent ces carnosités, ces rétrécissemens, ces ulcérations, ces brides plus ou moins étendues qui rampent le long de ce conduit, lequel doit toujours être libre pour donner passage aux urines.

Il est incontestable qu'une personne qui, dans sa jeunesse, aura eu une ou plusieurs blennorrhagies, dont il n'aura été débarrassé qu'à l'aide des injections astringentes, sera tôt ou tard attaqué d'un ou plusieurs rétrécissements de l'urètre.

J'ai dit que ces rétrécissemens se formaient avec tant de lenteur, qu'il était difficile, dans le principe, d'en soupçonner l'existence; j'ai vu des malades qui malheureusement n'en avaient été avertis que par une rétention complète d'urine survenue tout-à-coup, soit à la suite d'un repas copieux, soit après des excès dans l'acte vénérien, soit après une grande fatigue.

Il est une circonstance qui devra constamment fixer celui qui craindrait d'avoir le canal rétréci. Ayant eu des blennorrhagies, si, malgré la plus grande sagesse, ou malgré tous les remèdes qui lui ont été indiqués, même les injections astringentes, il voit persister un petit écoulement blanchâtre, qui, chaque matin, tient collés les bords du méat urinaire; s'il voit nager dans son urine des petits filaments muqueux; enfin, si à tous ces symptômes s'ajoute cette circonstance qu'il se soit opéré un changement dans le jet de l'urine, qui a diminué de volume, il n'y a pas le moindre doute qu'il ne soit atteint d'un embarras dans l'urètre.

Il suffit au chirurgien d'explorer attentivement le canal avec une petite bougie, ou plutôt avec la sonde exploratrice de Ducamp. Il pourra, dans plusieurs cas, pénétrer jusqu'à la vessie; mais s'il existe un rétrécissement, il le reconnaîtra. Pour nous, une longue habitude nous a rendu si familier l'usage des bougies et des sondes, que la moindre bride ne saurait nous échapper. Nous dirons même plus : il nous suffit de voir une personne affligée de rétrécissements dans le canal, pour prononcer de suite s'il existe un ou plusieurs obstacles.

Les gens du monde regardent trop communément un écoulement comme une maladie légère, et ils ne s'en occupent guère, à moins que des symptômes inflammatoires graves, leur rendant la marche difficile et pénible, ne les forcent à garder le lit, ou bien encore à moins que des chancres, des bubons ou toutes autres ulcérations ne viennent les avertir impérieusement qu'il faut avoir recours à des moyens énergiques pour les guérir.

Nous voyons chaque jour des individus, impatients de se délivrer d'un écoulement qui les gêne, recourir à des moyens plus ou moins énergiques, qui peut-être arrêteront l'écoulement, mais en le répercutant et en donnant naissance à une maladie beaucoup plus grave. D'autres, plus indifférents, laissent le canal s'habituer à une sécrétion continuelle, en n'opposant au mal aucune espèce de traitement curatif; la membrane muqueuse qui tapisse ce canal s'irrite par la présence de ce mucus, qui s'épaissit, finit par s'amonceler plus particulièrement sur un des points de cette membrane, où elle occasione presque toujours un étranglement. Alors le cours de l'urine est plus ou moins interrompu, et de là viennent ces souffrances insupportables qu'un malade seul peut décrire avec précision, lorsqu'il ne rend plus le liquide que par *strangurie*, c'est-à-dire quand l'urine ne s'échappe que goutte à goutte et après de grands efforts.

Lorsque, à l'aide d'une petite bougie, ou plutôt de la sonde exploratrice dont nous donnons le dessin à la fin de cet ouvrage, on est parvenu à constater le rétrécissement commençant, il est du devoir du médecin d'engager le consultant à s'en débarrasser de suite; alors le traitement sera facile et peu douloureux. S'il n'y consent pas, les progrès du mal se manifesteront par les accidens suivants.

Chaque fois que le besoin d'uriner se fera sentir, le jet d'urine se fera attendre; il sortira plus mince que dans l'état naturel; il sera parfois aplati; il se tortillera en spirale, à quelque distance du méat urinaire : s'il existe plusieurs obstacles, il sera bifurqué, ressemblant au jet du sabot du remouleur, le malade pisse sur ses souliers.

L'urine, de plus en plus échauffée en séjournant plus qu'elle ne le devrait dans son réservoir, accroît l'inflammation qui existe en permanence sur les rétrécissements; elle y dépose des glaires, des mucosités, qui, réunies, forment un bouchon dont nécessairement l'explosion pénible et difficile doit toujours précéder le premier jet d'urine.

On peut regarder la présence de ces glaires, de ces flocons muqueux, comme l'indice certain d'un rétrécissement dans l'urètre, quand celui qui les rend habituellement éprouve quelques difficultés à lâcher son urine.

A cette période de la maladie, la vessie ne se vide plus, et le malade s'aperçoit qu'après avoir satisfait à ce besoin d'évacuation, s'il fait de nouveaux efforts, les urines viennent encore, et coulent presque aussi abondamment qu'à la précédente éjection. Elles n'arrivent d'ailleurs qu'accompagnées d'un chatouillement presque douloureux le long du canal, ce qui force celui qui l'éprouve à porter la main au périnée, vis-à-vis le bulbe, siége le plus ordinaire de tous les obstacles, et à presser le canal dans cette partie, comme pour aider à la sortie du liquide.

C'est alors que si l'on veut passer une bougie ou une sonde, elle est arrêtée par l'obstacle, environ à cinq pouces du méat urinaire ; on provoque une douleur telle que le malade qui a recours à cette petite opération, n'a pas le courage d'aller plus avant, et qu'il arrête la main du chirurgien qui l'opère, tant la sensibilité est vive et exaltée dans la partie rétrécie.

Telle est à peu près la position de tous les malades atteints de rétrécissements du canal dans la seconde période de la maladie. Les douleurs ne tarderont pas à augmenter ; elles se propageront dans tout le canal, une pesanteur incommode se fera sentir dans l'anus et dans les aines.

Chez une foule de malades, les efforts qu'ils font pour uriner leur donnent des envies continuelles d'aller à la selle ; ils sont obligés par fois de tamponner l'anus, en cherchant à satisfaire le premier besoin ; d'autres sont affectés de hernies, par suite de ces fréquents et douloureux efforts.

Un des accidents les plus communs causé par les rétrécissements de l'urètre, et qui n'avait pas été observé avant nous, c'est l'inaptitude à la reproduction ; l'éjaculation du sperme se trouve presque toujours incomplète ; la semence, retenue en partie derrière l'obstacle, n'achève d'en sortir que goutte à goutte, après que l'érection a tout-à-fait cessé. Entraînant avec eux des filets sanguinolents, ces restes dépourvus de cette chaleur vitale, de cette force naturelle qui constitue la faculté génératrice,

ne servent le plus souvent qu'à augmenter les douleurs du patient, qui ne se livre qu'avec crainte au
coït, ayant éprouvé par lui-même qu'à la suite de
cet acte, cause immédiate d'une nouvelle irritation,
de petits vaisseaux se rompent, et le sperme ne sort
qu'avec douleur.

Nous appellerons *dyspermasie* cette véritable
rétention du sperme.

Quand un malade en est arrivé à présenter les
divers symptômes que nous venons d'indiquer, il
doit s'attendre à être pris au premier jour par une
rétention complète d'urine.

Cet accident est fréquent, surtout après un repas
copieux, un excès dans les plaisirs de l'amour, à la
suite de quelques travaux pénibles qui exigent des
veilles prolongées, ou bien d'une marche forcée.

Le canal est tellement oblitéré dans sa partie rétrécie, que la bougie la plus fine ne peut parvenir
à s'introduire au-delà de l'obstacle. Si elle parvient
à s'y engager, elle est tellement serrée, qu'il faut
employer la force pour la retirer.

Rien n'est plus pénible à observer que les symptômes qui accompagnent cette cruelle affection.
Saisissant pour point d'appui tout ce qui l'envi-
ronne, le malade prend successivement toutes les
positions pour favoriser l'excrétion des urines; son
visage est rouge, animé; ses yeux sont injectés, son
pouls est dur et élevé, tous ses muscles se con-

tractent, la verge entre en érection, une vive douleur se prolonge tout le long du canal, et se fait
sentir dans toute la région de la vessie, et jusqu'aux
urétères et aux reins. Les urines venant frapper continuellement contre le rétrécissement, occasionnent
une dilatation du canal derrière l'obstacle. Nous
avons souvent trouvé des poches qui auraient facil-
lement contenues une petite noix, chez des malades
qui avaient succombé à une rétention complète d'u-
rine.

Dans sa vie privée, l'homme attaqué de cette
maladie est triste, morose; ses digestions se font
mal; il éprouve des maux de tête; des sueurs légères couvrent toute la surface de son corps, surtout lorsqu'il vient de se livrer à de violents efforts;
il est sujet aussi à des accès de fièvre qui viennent
par intermittence s'emparer de lui.

Combien de fois ne nous sommes-nous pas trouvé
appelé auprès de malades dans la triste position de
ne pouvoir rendre quelques gouttes d'urine! De
quelle terreur les parents ou les amis du malade
n'étaient-ils pas frappés en voyant les malheureux
grincer des dents, frapper le sol de leurs pieds, verser d'abondantes larmes, parcourant leur chambre à
grands pas, demandant du secours à tout ce qui les
entoure; enfin, accablés de lassitude et de fatigue,
regagner un lit où ils cherchent en vain le repos!
Tourmentés par une soif ardente, ils n'osent la satis-

faire de peur d'augmenter la réplétion de la vessie.
Bientôt, excités de nouveaux par la douleur, ils se
relèvent et s'épuisent encore par des efforts super-
flus, jusqu'à ce que l'homme de l'art vienne les tirer
de cette funeste et déplorable situation, et les pré-
serve, s'il en est temps encore, des accidents affreux
qui pourraient en être la suite.

Dans ces moments d'angoisses que les malades atteints de rétention complète d'urine n'oublieront jamais, il en est peu, surtout chez ceux qui conser-
vaient toutes leurs forces, qui ne se soient un instant
laissés aller à des idées de suicide.

Nous examinerons successivement la conduite
que le médecin aura à tenir dans les cas extrêmement
grands.

Plusieurs praticiens ont été d'avis qu'il fallait
chercher à vider la vessie en ouvrant à l'urine un
passage, soit par son conduit naturel, soit par une
route étrangère, afin d'éviter la rupture de cet organe ou du canal; l'un et l'autre de ces deux moyens
ont été souvent funestes aux malades. Nous ferons
connaître tous ceux qui presque constamment nous
ont réussi, et nous ne cesserons de répéter cette
question aux personnes atteintes de rétrécissements
du canal. Maintenant que la science et l'art, aidés de
la précieuse découverte de Ducamp, sont parvenus
à obtenir la guérison certaine de ces maux lorsqu'on
s'y prend à temps; pourquoi attendre la dernière

extrémité pour faire disparaître des rétrécissements
et des obstructions qui plus tard causent des accidents funestes?

CHAPITRE II.

Accidents produits par les rétrécissements du canal de l'urètre.

(*Ulcérations. — Dépôts urineux. — Fausses routes. — Fistules urinaires.*)

La rétention d'urine n'est pas le seul accident qui
soit la suite inévitable des rétrécissements survenus
le long de la membrane muqueuse de l'urètre.

Il n'est pas rare de voir le liquide urinaire, séjournant plus long-temps qu'à l'ordinaire dans la
vessie, l'enflammer fortement.

Cette inflammation se propage rapidement dans
le canal, et la suspension des urines arrive sans que
le malade ait le temps de se reconnaître et puisse
donner le motif de cette rétention subite.

Ce cas est très pressant. Les douleurs et les angoisses du malade; le besoin d'uriner qui se fait sentir
à chaque instant; la vessie qui, par sa distention s'é-
lève jusqu'à l'ombilic; le bas-ventre tendu, dur et
douloureux à la moindre pression; la peau brûlante;
le pouls accéléré; la face animée et rouge; tout indique que le cas est urgent, et que si des secours

prompts et bien dirigés ne sont pas administrés au malade, sa vie court les plus grands dangers.

Plusieurs fois nous avons vu la partie qui se trouve derrière l'obstacle, et la vessie elle-même, distendues par les urines, se rompre, et les malades succomber à la suite d'un épanchement des urines, qui, filtrant à travers le tissu cellulaire, envahissaient toute la cavité du ventre, et donnait lieu à la gangrène. La mort seule, en pareil cas, venait mettre un terme aux souffrances des malades, chez qui de larges ouvertures avaient été pratiquées vainement pour donner issue aux dépôts urinaires.

Nous citerons le cas de ces deux malades qui étaient atteints de chutes du rectum, à la suite des efforts qu'ils faisaient constamment pour évacuer les urines. L'un d'eux, habitant de Bercy, ne pouvait uriner qu'en prenant la position de celui qui veut aller à la selle; et après avoir tamponné son anus avec un linge ou du papier brouillard, pour empêcher la sortie de l'intestin.

Fessat, bedeau de la paroisse de cette commune, était chétif, maigre, souffrant; une hernie volumineuse était survenue, qui nécessita l'application d'un bandage; le catarrhe vésical s'était emparé de lui; des glaires s'amassaient en quantité dans la vessie; ce n'est qu'avec bien de la peine que nous avons pu sauver ce brave homme d'une mort certaine, en détruisant les obstacles qui existaient dans le canal, et en le familiarisant avec l'introduction des sondes, auxquelles il a recours de temps en temps.

Quoique âgé et infirme, il est rendu à la vie, satisfait et reconnaissant des heureux efforts que nous avons faits pour rendre supportable sa douloureuse et périlleuse position.

D'autres fois nous avons vu des ulcérations perforer de part en part le canal. Les urines, passant par le nouveau trajet fistuleux, se répandent dans l'enveloppe des testicules, que la présence du liquide épanché augmente considérablement, si l'on ne s'oppose pas sur-le-champ aux envahissements, en faisant de larges ouvertures; les cuisses peuvent, ainsi que l'abdomen, être, en peu de temps, infiltrées de la même manière; frappant de mort toutes les parties qu'elle atteint et ne respectant rien, l'urine cause une inflammation des plus intenses, la gangrène s'en empare, et toutes ces parties n'offrent plus qu'un large ulcère.

On le voit, ces accidents sont très graves, il n'y a pas de temps à perdre; sans des secours prompts et bien entendus, le malade est voué à la mort.

La première indication à remplir est de pratiquer de larges incisions pour donner passage aux urines, et à chercher avec précaution à rétablir leur véritable cours. Heureux si l'on parvient à calmer la fièvre, à déterger les ulcères, dût-on favoriser la formation d'une fistule urinaire, dont on peut, du moins, espérer la cicatrisation!

Qu'on ne croie pas cependant que ces ouvertures contre-nature ne sont pas à redouter! si elles n'aboutissent pas toujours à la mort, elles finissent constamment par désorganiser les parties qui en sont le siége : parfois les fistules s'oblitèrent; elles deviennent dures et calleuses; de là de nouvelles inégalités; des rétrécissements se reforment, et ramènent ces dépôts urinaires, ces épanchements qui en premier lieu avaient forcé à leur procurer cette issue.

Un des accidents les plus communs, est le gonflement spontané des testicules, survenu avec douleur violente le long des cordons, à la suite d'une marche forcée ou de quelques excès dans les plaisirs vénériens. J'ai vu des malades qui avaient pris ces engorgements pour une chaude-pisse tombée dans les bourses; tandis qu'ils n'avaient d'autre cause que la présence de ces obstacles dans le canal.

Cet accident, nouveau pour les malades, les effrayait; ils ne pouvaient que difficilement s'en rendre compte, ne s'étant point exposés à contracter de nouvelles blennorrhagies; mais cet état s'explique très bien par l'inflammation qui, du point où elle existe en permanence, se propage par les divers canaux adjacents jusqu'aux testicules, et donne lieu à leur engorgement.

Le repos au lit, une ou deux applications de sangsues, des cataplasmes émollients fréquemment renouvelés, des demi-bains, une saignée si le sujet est jeune et vigoureux, et les engorgements se dissipent assez fréquemment au bout de quinze à vingt jours ; mais la cure reste incomplète, et les rechutes sont fréquentes : aussi avons-nous recommandé à ceux de nos malades qui se sont trouvés dans ce cas, de ne jamais quitter le suspensoire, afin d'éviter que le tiraillement des testicules occasionné par leur pesanteur ne donne lieu, non pas précisément à leur réengorgement, mais à celui de l'épididyme, conduit formé de la réunion de tous les vaisseaux séminifères.

Ces engorgements reviennent aussi interrompre fréquemment notre traitement, lorsque le canal étant trop rétréci, on ne peut qu'avec peine le faire franchir par la bougie. Ils se reproduisent également dans l'opération de la lithotritie, lorsqu'on est obligé de dilater l'urètre pour arriver jusqu'à ce réservoir. Nous voyons assez fréquemment des malades atteints de rétrécissements, se plaindre de la persistance d'un petit écoulement blanchâtre qui suinte à l'extrémité de la verge, et qui, chaque matin, tient collés les bords du méat urinaire. Ces écoulements, que l'on confond souvent avec une blennorrhagie nouvelle ou ancienne, n'ont rien de contagieux ; ils déterminent cependant l'apparition, sur le gland ou le prépuce de quelques individus, de certaines vésicules ou plaques rouges qui disparaissent assez fréquemment avec facilité par l'usage des lotions et des bains.

Consulté, par un de nos membres distingués de l'Institut et par un diplomate étranger, sur la nature de l'écoulement dont ils étaient atteints depuis un grand nombre d'années, et sur la cause à laquelle ils devaient attribuer, l'un, des vésicules qui paraissaient et disparaissaient après quelques bains, des adoucissants et le régime antiphlogistique ; et l'autre, des plaques rouges passant rapidement d'un rouge pâle à un état extrême d'inflammation, et ensuite s'affaiblissant par l'usage répété des lotions émollientes ; j'annonçai aux deux malades qu'il existait certainement chez eux quelque obstacle dans l'urètre, et qu'avant de rien entreprendre pour les guérir, il serait prudent d'explorer le canal, et d'en venir à la destruction de ces obstacles. Le premier de ces deux malades, qui redoutait beaucoup l'introduction des sondes et des bougies, refusa de s'y soumettre. Nous ignorons aujourd'hui s'il est encore dans le même état, ou s'il s'est enfin soumis à un traitement qu'il sentait bien lui-même être devenu nécessaire.

Quant à l'autre, M. de L..., à qui notre estimable et savant professeur Marjolin avait déja conseillé la cautérisation, nous trouvâmes chez lui un fort rétrécissement d'environ cinq pouces et demi de profondeur. Il en souffrait chaque fois qu'il voulait uriner, et voyait le jet de son urine considérablement diminué depuis dix ans. Il n'hésita pas à se mettre entre nos mains, et un mois nous suffit pour le débarrasser radicalement, et pour rendre à son urètre sa largeur primitive. Il est aujourd'hui tout-à-fait dégagé sans avoir fait autre chose que suivre un régime doux et humectant, et prendre quelques bains et quelques boissons légèrement sudorifiques. Pendant le cours de nos petites opérations, ses taches rouges ont disparu; il urine parfaitement bien et passe tranquillement ses nuits sans en éprouver le besoin.

Les écoulements qui persistent pendant des années ne peuvent que donner naissance, à la longue, à ces excroissances, brides ou ulcérations, à moins cependant qu'on ne les rencontre chez des malades qui ont le canal très libre ; ils sont alors le résultat de la manière vicieuse dont on a guéri leurs blennorrhagies. Les malades et même quelques médecins ne sont point assez convaincus que la blennorrhagie, comme beaucoup d'autres inflammations, a ses périodes bien tranchées, et qu'il est maladroit et souvent dangereux de la contrarier dans sa marche.

Une observation qui ne nous a pas échappé, c'est que nous voyons les blennorrhagies persister avec bien plus d'intensité chez les gens riches que dans la

classe des gens peu fortunés, ou de ceux qui viennent chercher des secours dans nos hôpitaux. Cela
tient à ce que les derniers sont tenus à un régime
et à un traitement propres à favoriser la guérison
de la maladie, et à ce qu'ils ont conservé cette
vieille et sage croyance, qu'il ne faut couper les
écoulements qu'après qu'ils ont coulé plusieurs
semaines; aussi ne réclament-ils les soins du médecin que pour obtenir quelques préparations
astringentes de copahu, qui réussissent presque
toujours, lorsque le temps opportun est arrivé
de faire usage de ces remèdes. Les gens du
monde, au contraire, ont toujours mille prétextes
pour solliciter le médecin trop complaisant de
leur administrer intempestivement des médicaments
qui, plus tard, auraient eu un bon résultat, mais
qui, dans une période trop peu avancée de la maladie, en dérangent le cours, ne la guérissent qu'in-
complètement, et presque toujours lui impriment
une marche chronique qu'il est bien difficile d'arrêter quand des malades ne sont pas assez raisonnables pour se soumettre entièrement aux conseils
d'un praticien éclairé.

Passons à des accidents d'un tout autre genre, qui
doivent trouver place dans ce chapitre.

Fausses routes.

Les fausses routes sont en première ligne parmi les accidents qui peuvent compliquer les rétrécissements du canal de l'urètre. Elles sont, à la vérité, produites le plus communément par la main même qui travaille à débarrasser la vessie d'un malade en proie à une rétention complète d'urine; mais c'est une raison de plus, pour nous, d'en faire sentir les conséquences et d'en préserver le malade et son opérateur. Quand il y a rétrécissement sur un point du canal, c'est toujours en avant de ce rétrécissement que se font les fausses routes; et comme, généralement, les rétrécissements qui sont les plus difficiles à franchir sont situés à la courbure ou bulbe du canal, portion membraneuse de l'urètre, il en résulte que cet accident funeste arrive plus fréquemment dans cette partie.

Les fausses routes sont plus ou moins profondes, selon que l'opérateur a employé plus ou moins de force à introduire la sonde et selon que celle-ci était plus ou moins solide.

Il est tout naturel que les fausses routes pratiquées avec une sonde conique en argent, soient plus profondes et plus dangereuses que celles qui seront faites avec des bougies trop résistantes ou des sondes en gomme élastique, armées de leur mandrin.

Lorsqu'en sondant un malade, on s'écarte de la direction du canal, et qu'on a le malheur de faire fausse route, le praticien en est averti par une espèce de déchirement des parties, dont se plaint aussitôt le patient, et un épanchement assez abondant de sang accompagne le retirement de la sonde.

Il nous est arrivé plusieurs fois d'être appelé par des malades sur qui, avant notre venue, on avait fait des tentatives de cathétérisme, et de reconnaître chez eux des fausses routes de plusieurs lignes, et même d'un et de deux pouces d'étendue, que le médecin ordinaire, peu habitué à manier la sonde, travaillait encore à prolonger, espérant toujours arriver à la vessie en continuant avec force l'introduction de la sonde mise hors de sa voie.

L'art de bien sonder est plus difficile que beaucoup de praticiens ne peuvent s'en faire l'idée. Ne craignons pas de le dire : nous avons reconnu des fausses routes pratiquées sur des malades atteints de catarrhes de vessie, et chez qui le canal était libre et ne présentait aucun obstacle à la facile introduction de la sonde.

Il est des cas où il devient tout-à-fait impossible, même à un praticien versé dans cette spécialité de l'art de guérir, d'introduire une sonde droite ou courbe, surtout si, auparavant, un chirurgien peu exercé a tenté cette opération. Il est à parier, dans ce cas, que le bec de son instrument s'est engagé au devant du rétrécissement ou bulbe de l'urètre. La fausse route formant avec l'aire du canal un Y, au moment où l'on voudra faire basculer la sonde pour lui faire franchir la symphyse du pubis, son bec s'engagera de préférence dans la fausse direction.

Dans ces cas graves, nous préférons toujours patienter, faire usage de bougies fines, à pointes affilées, administrer aux malades les antiphlogistiques, les priver de boissons, tromper leur soif par quelques quartiers d'orange, les placer dans le bain, leur appliquer des fomentations et cataplasmes émollients sur le bas-ventre, des sangsues au périnée, puis recourir aux injections que M. Amussat emploie avec succès, moyens avec lesquels on finit toujours par triompher d'un obstacle considérable ; plutôt que d'employer, soit les sondes coniques, soit les algalies droites, instruments qui, dans des mains inexpérimentées, n'entraînent que trop souvent des accidents assez graves.

C'est dans les cas de fausses routes que brille la précieuse invention de notre ami Ducamp. On introduit la sonde exploratrice dans le canal jusqu'à ce qu'elle soit arrêtée sur le rétrécissement en avant duquel se trouve la fausse route, on la pousse légèrement sans secousse, puis on la retire cinq mi-

nutes après. S'il existe une fausse route, elle rapporte à son extrémité une empreinte bifurquée,
qui parfois indique très bien la position de la bonne
et de la fausse ouverture.

Établissons, en thèse générale, que l'on ne devra
jamais entrer de force dans la vessie. Je sais qu'en
professant cette doctrine de prudence et de sagesse,
je me mets en opposition avec quelques praticiens
qui n'ont point hésité à avancer *que toutes les fois
qu'il y a rétention complète, il fallait pénétrer
de vive force dans la vessie :* il est possible que,
pour ces habiles chirurgiens qui ont acquis une
grande habitude d'opérer, le cathétérisme soit chose
facile; mais je m'adresse à de jeunes médecins,
surtout à ceux éloignés de la capitale, qui, ne ren-
contrant pas dans leurs pratiques une grande quantité de malades atteints de rétention d'urine, ouvri-
raient immanquablement une fausse route, s'ils
avaient à sonder un individu ayant des rétrécissements anciens et opiniâtres. Pour nous, qui nous
sommes trouvé obligé de recourir à cette opération, par l'incurie ou l'imprudence des malades,
ce n'est qu'avec la plus grande circonspection que
nous en avons usé, et toutes les fois que nous
l'avons jugé inutile, nous avons su résister aux
désirs et aux pressantes sollicitations de nos clients.

Nous avons été, il n'y a que très peu de temps,
appelé à donner nos soins à un malade de Châtillon,

d'un certain âge, qui avait éprouvé une rétention d'urine complète, à la suite de quelques fatigues et excès de travail. Il fit appeler son chirurgien, qui, voyant la position grave du malade, tenta de passer dans le canal une sonde en gomme élastique armée de son mandrin. Ses tentatives furent inutiles; elles n'aboutirent qu'à faire souffrir considérablement le malade, à lui faire rendre beaucoup de sang, et à augmenter l'inflammation qui déja existait à un degré excessif. Effrayé de la position de M. D....., il fit appeler un praticien de son voisinage qui jouissait d'une réputation méritée. D'un commun accord, ils furent d'avis de renouveler les tentatives avec la sonde d'argent conique; le malade, dans un état d'exaspération extraordinaire, demandait à être débarrassé du liquide contenu dans sa vessie, qui, par sa prédominance et son élévation vers l'hypogastre, menaçait de se rupturer. Le cathéter conique fut introduit dans le canal; arrivé à six pouces environ où se trouvait l'obstacle, l'opérateur allongea la verge, appuya avec la paume de la main sur le pavillon de la sonde, la fit basculer, l'engagea dans les parois de l'urètre, arriva sur le bas fond de la vessie, le perça, et entra avec facilité dans le réservoir distendu par le liquide, et l'urine coula avec abondance, mêlée avec du sang. Le malade ne poussa pas un cri : il était soulagé. Sur ces entrefaites, le fils de M. D..... accourut en poste me solliciter de venir porter secours à son père. Je m'empressai de le suivre, mais il était trop tard : la sonde avait été laissée dans la fausse route, l'urine s'était épanchée dans tous les tissus cellulaires voisins; les bourses, les cuisses, le bas-ventre étaient envahis par de vastes dépôts urinaires. Je n'arrivai que pour être témoin de la mort de ce malade, qui, par son incurie et ses retards, s'était condamné lui-même à être la victime d'un simple rétrécissement.

Je suppose qu'avec la sonde on parvienne à franchir un premier obstacle, sans pratiquer de fausses routes; s'il s'en trouve un second, un troisième, n'est-on pas exposé évidemment à ne pas échapper au danger de se dévier de la bonne direction? Qui est-ce qui avertit l'opérateur qu'il est sorti du canal de l'urètre? Est-ce la résistance qu'il éprouvera? mais il arrive, dans maintes occasions, qu'un rétrécissement de quelque longueur présente plus de difficulté pour être traversé que le tissu de l'urètre ou de la glande prostate, en persévérant à s'y engager.

L'opération du cathétérisme est une des opérations les plus délicates et les plus difficiles de la chirurgie, surtout quand on l'emploie pour combattre des rétrécissements : elle ne présente qu'incertitude, et, à côté de l'espoir d'atteindre le but qu'on se propose, détruire ces obstacles, se trouve le danger de les augmenter.

Nous voyons tous les jours des praticiens très habiles échouer dans la pratique de cette opération, et les cas où, confiée à des mains peu expérimentées, elle est devenue mortelle, ne sont malheureusement que trop fréquents.

Que le médecin, appelé auprès d'un malade atteint d'une rétention complète d'urine par rétrécissement, ne perde pas de vue que trop de précipitation de sa part serait funeste à celui qui réclame ses soins. Avant de rien entreprendre, il examinera avec attention le malade; il lui adressera, ainsi qu'à ceux qui l'entourent, des questions sur toutes les circonstances qui ont précédé ou accompagné son accident. Par là, il saura si le malade a été sujet à de fréquentes inflammations de l'urètre; s'il y a long-temps qu'il pisse mal; si déja il a eu une suspension complète d'urine, et quels sont les moyens qui ont été mis en usage pour l'en soulager.

Muni de sondes d'argent non coniques et en gomme élastique, légèrement recourbées, et de bougies de diamètres différents, il se servira d'abord de celles que nous appelons à pointes affilées, qui ne sont ni trop molles ni trop dures. Les bougies en cire, dont nous nous servons avec succès lorsque nous avons cautérisé les obstacles, sont trop minces et trop molles. Échauffées par les parois du canal, elles perdent leur consistance; si l'on met tant soit peu de force dans leur introduction, elles ploient

et se contournent en spirale devant le rétrécissement : du reste, elles sont presque toujours inoffensives. Si l'on emploie une bougie en gomme
élastique trop résistante vers sa pointe, on s'expose
à percer les brides ou les coarctations de l'urètre;
on provoque l'infiltration de l'urine par la formation
d'un commencement de fausse route : la consistance
des bougies doit donc être moyenne ¹.

Des bougies.

Pour bien introduire une bougie dans le canal,
nous préférons que le malade se tienne debout devant nous. Nous pratiquons depuis bien long-temps
le cathétérisme avec les sondes droites ou courbes
dans cette position.

Lorsque la bougie arrivée sur l'obstacle s'y arrête, on lui imprime, en la roulant légèrement

---

¹ C'est ici le cas d'appeler l'attention des praticiens et
des malades sur la manière dont M. Delamotte, rue Jean-
Jacques Rousseau, nᵒ 18, confectionne tous les instruments en gomme élastique qui sortent de son atelier, et
sur le soin qu'il apporte à seconder les médecins dans leurs
essais et dans leurs découvertes. C'est chez lui, le premier,
que nous avons trouvé ces sondes courbes, à bords olivaires, que nous employons avec succès dans les affections
de la glande prostate, et les bougies en gomme élastique,
dites à pointes affilées, qui nous ont rendu tant de services
dans des cas graves de maladies des voies urinaires.

entre les doigts, de petits mouvements de rotation gradués, pour la faire pénétrer insensiblement dans l'ouverture du rétrécissement. Lorsque l'on y parvient, on s'en aperçoit à la résistance qu'on éprouve en voulant retirer la bougie; si, au contraire, l'extrémité de la bougie va constamment frapper contre les parois du rétrécissement, elle est repoussée en arrière; si l'on force, elle se ploie; si elle porte un bout pointu et dur, elle blesse et déchire le tissu; le malade souffre et rend du sang.

Si la rétention d'urine n'est pas complète, si le malade pisse encore par un jet qui donne peu d'inquiétude au médecin, on se trouve bien de la méthode que nous avons adoptée depuis quelques années, et qui consiste à introduire la bougie jusque sur l'obstacle, sans chercher à le franchir. Seulement, il est à propos que la bougie soit légèrement appuyée et engagée même, s'il est possible, sur le rétrécissement. En renouvelant deux fois par jour ces petites manœuvres, pendant une ou deux heures chaque fois, insensiblement le rétrécissement se dilate, et permet, non seulement au malade de rendre ses urines avec plus de force, mais encore au praticien de commencer ses cautérisations avec un porte-caustique, n° 3 ou 4.

Il arrive assez souvent que les introductions de sondes ou bougies, et l'application même du caustique sur des parties fongueuses et charnues, provoquent un écoulement de sang par l'urètre. Cet écoulement n'a rien qui doive surprendre ou inquiéter le malade ni le médecin; s'il est peu abondant, il devient même salutaire en dégorgeant les parties affectées. Mais si le sang venait abondamment et par jet à la suite d'une tentative de cathétérisme, dans un cas de rétrécissement, on doit y faire attention, car il est à parier que l'opérateur s'est écarté de la bonne route. Il doit dès lors suspendre toute espèce de tentatives, dans la crainte de s'engager chaque fois dans la fausse route et de l'agrandir.

Des injections.

L'introduction de bougies et de sondes, dans les cas de rétention d'urine par rétrécissement, expose les malades à bien des dangers. Il serait donc préférable de recourir, dans les cas difficiles, aux injections émollientes, poussées avec un certain degré de force. Un de nos confrères, aux efforts duquel nous nous plaisons à applaudir, M. Amussat, a, dans ces derniers temps, préconisé les injections forcées. Il a été sans doute conduit à employer ce moyen, qu'il regardait comme nouveau, en voyant plusieurs de nos devanciers tenter d'injecter de l'huile d'amandes douces ou d'olives jusque sur l'obstacle, pour favoriser l'affaissement des chairs et le glissement de la sonde et de la bougie jusqu'à la vessie. Mais je dirai à notre collègue qu'il est plusieurs cas de rétrécissement situés au bulbe de l'urètre, tellement sensibles et douloureux, que, chez les malades qui se trouvent dans cette catégorie, les injections forcées leur paraissent dix fois plus douloureuses que l'introduction des plus grosses bougies, et qu'à la suite de ces injections nous avons vu deux fois survenir des inflammations très graves de l'urètre et de la vessie.

Le moyen préconisé par M. Amussat nous paraît beaucoup plus utile chez les personnes âgées, atteintes d'engorgement de la glande prostate, lorsque cet organe, par son état squirrheux, s'est tout à fait aplati, marroné, au point de dévier l'ouverture du canal, et de ne pas permettre l'introduction de la moindre algalie. Alors les injections forcées, émollientes et sédatives, ont de puissants résultats. J'y ai eu recours avec un plein succès chez M. de B....., député des Bouches-du-Rhône, atteint d'un engorgement considérable de cet organe ; sur M. Dupont, vieillard de quatre-vingt-quatre ans, que j'avais traité avec succès, et que le choléra vint enlever immédiatement après sa guérison d'une affection de la glande prostate, qui lui avait causé des souffrances et des difficultés à uriner, pendant près de vingt ans.

Si on a recours aux injections forcées dans les cas

de rétention complète d'urine, on devra donc les pratiquer avec beaucoup de ménagement. Nous nous servons à cet effet d'une seringue en gomme élastique, remplie d'eau tiède, adaptée à une sonde en gomme élastique, ouverte à ses deux extrémités, et portant un pavillon pour recevoir le bout en ivoire ou en argent de la seringue. Une simple pression, exercée avec les deux mains sur le corps de la seringue, chasse le liquide, qui par sa fluidité s'insinue facilement dans l'étroite ouverture de l'obstacle, repousse les mucosités qui, venant s'agglomérer derrière cette ouverture, refusent tout passage à l'urine.

Alors on engage le malade à faire quelques efforts pour uriner, à mesure que l'on fait pénétrer l'injection. Si l'on s'arrête quelques instants, on voit les urines sortir goutte à goutte, et, en retirant tout à fait la sonde, l'urine commence à couler par un jet mince et délié.

Mais, nous le répétons, comme moyen dilatant, les injections forcées ne sont pas sans danger, et elles deviennent si douloureuses, pour certains malades nerveux et irritables, que la fièvre ne tarde pas à s'emparer d'eux, et à forcer le chirurgien à en abandonner l'emploi.

CHAPITRE III.

Du catarrhe aigu et chronique de la vessie.

Le catarrhe et la paralysie de la vessie sont les plus communes de toutes les maladies chez les vieillards.

Je n'entrerai point ici dans des détails sur les vices de conformation de la vessie, ni sur les diverses affections qui peuvent changer sa forme, telles que ses hernies, son renversement, ses adhérences; les tumeurs et corps étrangers qui peuvent se trouver dans sa cavité.

La capacité de cet organe est susceptible d'éprouver de grands changements; elle peut être considérablement diminuée ou augmentée. En faisant l'ouverture des cadavres de personnes qui avaient été atteintes d'affections des voies urinaires, j'ai trouvé plusieurs fois la vessie racornie et ne présentant que le volume d'une grosse noix.

Toutes les fois qu'un malade garde, soit un rétrécissement dans le canal, soit un calcul dans la vessie, cet organe tend à perdre de sa capacité par une disposition à uriner fréquemment. Des rétentions d'urine complètes, de simples difficultés à uriner, peuvent aussi amener la distension de la vessie, et accélérer la paralysie de cet organe. Cette paralysie aura son chapitre spécial; occupons-nous ici seulement du catarrhe : nous le diviserons en catarrhe aigu et catarrhe chronique.

Ce dernier nous occupera davantage, car malheureusement nous le rencontrons trop souvent chez les vieillards et même chez les adultes, qui depuis long-temps négligent des obstructions de l'urètre.

Le catarrhe aigu s'annonce d'abord par une douleur sourde, obscure et profonde; mais qui bientôt augmente d'intensité, et s'étend à toute la région du bas-ventre.

Un frisson général de courte durée accompagne quelquefois son invasion; et le pouls, après avoir été déprimé, devient dur et fréquent.

L'hypogastre est soulevé, tendu, d'une excessive sensibilité au toucher, et présente une chaleur brûlante.

A mesure que la maladie s'accroît, le reste du ventre participe graduellement à cet état de malaise; il ne peut supporter une pression un peu forte qui ne retentisse bientôt sur le réservoir de l'urine.

Les malades éprouvent ordinairement au col de la vessie, le long de l'urètre, et jusqu'au méat-urinaire, une sensation d'ardeur et de brûlure, que, dans l'exagération de la plainte, ils comparent à celle qui résulterait de la présence d'un fer rougi au feu. Des envies, ou plutôt d'intolérables besoins d'uriner, les tourmentent incessamment, et les obligent à se livrer à de violents efforts, qui ne produisent presque jamais que la sortie de quelques gouttes d'un liquide épais, trouble, rougeâtre ou même sanguinolent, dont le passage est accompagné et suivi de l'augmentation de toutes les douleurs. Les accès de ce *ténesme vésical* se succèdent en beaucoup de cas sans interruption, et jettent certains malades dans un véritable désespoir. Malgré des besoins si fréquents et des efforts si réitérés, l'urine s'accumule dans la vessie, la distend, l'élève au-dessus du pubis, et lui fait former à l'hypogastre une tumeur globulaire, rénitente, dont la plus légère pression est insupportable. Une continuelle agitation, une anxiété inexprimable, une fièvre intense et persévérante, se joignent à ces phénomènes locaux, en même temps que la peau se couvre presque toujours d'une sueur abondante et visqueuse, qui exhale une odeur d'urine plus ou moins pénétrante.

Dans les cas les plus graves, le catarrhe aigu se propage, d'une part, au canal de l'urètre, et, de l'autre, aux uretères jusqu'aux reins. Les douleurs indiquent parfaitement, par leur trajet, la nature des parties successivement affectées, et les progrès du mal. Les malades éprouvent alors fréquemment

des coliques, des nausées, des hoquets, des vomissements bilieux et tous les symptômes d'une inflammation intense des intestins.

Le catarrhe aigu ne débute pas toujours avec cette
violence; nous voyons souvent cette affection se
borner à la vessie, l'excrétion de l'urine être peu
dérangée, le ténesme vésical peu sensible, surtout
lorsqu'il est la suite consécutive d'une autre
maladie des organes génito-urinaires, telle que les
calculs, les rétrécissements de l'urètre, les engorgements de la glande prostate ou du col de la vessie.
Alors le catarrhe aigu passe rapidement à l'état
chronique; son traitement devient bien plus difficile,
en ce sens que le médecin qui n'a pas été appelé à
l'observer et à le combattre est exposé à se méprendre sur ses périodes.

Toujours est-il que rarement le catarrhe vésical à
l'état aigu se termine franchement, comme quelques auteurs l'ont avancé; il se prolonge et persiste
sur un grand nombre de malades à l'état chronique,
surtout chez les vieillards qui ont eu pendant leur
jeunesse des blennorrhagies difficiles à guérir, qui
ont abusé de médicaments diurétiques et balsamiques, qui ont fait des excès de table et de plaisirs
vénériens, et chez ceux qui, par des convenances
relatives à leur position sociale, ont fait des efforts
prolongés pour retenir l'urine accumulée dans la
vessie.

Les causes que nous regarderons comme secondaires, dans cette maladie, sont les brusques transi-
tions du chaud au froid dans la température de
l'atmosphère, la suppression des hémorrhagies, la
disparition subite d'une dartre, qui détermineront
des catarrhes plus spécialement que d'autres affections du même ordre, lorsqu'elles agiront sur des
individus déja disposés, par quelques états organiques particuliers, aux inflammations vésicales.

Les malades atteints de catarrhe chronique de la
vessie ne sont pas ordinairement sujets à la fièvre ; à
peine ressentent-ils quelque gêne et pesanteur dans
le bas-ventre : l'urine, alors même que des rétrécissements n'existent pas dans le canal, ce qui est
toujours une complication fâcheuse, s'écoule difficilement, à raison de son épaisseur et des filaments
glaireux que forment les mucosités qu'elle entraîne,
en proportion quelquefois énorme. Celles-ci, blan-
châtres ou jaunâtres, et comme transparentes, se
rassemblent au fond du vase, adhèrent à ses parois,
et sont douées d'une viscosité élastique très remarquable. Si l'on décante l'urine qui en est chargée, on
voit cette matière s'écouler à son tour et former des
filaments très longs, dont la tenacité est telle que,
lorsqu'une certaine quantité s'en est échappée, elle
suffit pour attirer le reste au dehors, bien que l'on
cesse de la verser et d'incliner le réservoir qui la
contient.

J'ai observé plusieurs cas dans lesquels la presque totalité des urines se convertissait par le refroidissement en une matière glaireuse et filante comme du blanc d'œuf : la masse qu'en fournit la vessie est souvent de beaucoup supérieure à celle de la sécrétion urinaire, et il n'est pas rare qu'elle s'élève à plusieurs livres dans les vingt-quatre heures. L'urine est alors de nature alcaline, et exhale, dès les premiers instants de sa sortie, une forte odeur ammoniacale, qui devient, par un séjour plus prolongé, extrêmement pénétrante, et se convertit fréquemment en une insupportable fétidité. Telles étaient les urines de M. D...., d'Étampes, auquel nous avons donné nos soins; de M. R...., d'Hazebrouch; de M. de B...., député, et de notre collègue et ami le docteur Raymond, qui tous s'étaient adressés à nous pour le traitement de cette affection chronique.

Lorsque cette excrétion muqueuse est peu abondante dès le début de la maladie, nous voyons des malades la confondre avec l'évacuation involontaire et insensible du sperme, qui accompagne, chez quelques sujets, la sortie des urines et des matières fécales.

M. Malfille, de Bordeaux (dont nous donnerons l'observation dans cet ouvrage), ayant plusieurs obstacles dans l'urètre, chez qui l'éjaculation du sperme n'avait pas lieu par suite de ces mêmes rétrécissements qui étaient très anciens, et pour ainsi dire calleux, était aussi atteint du catarrhe chronique. Voyant l'analogie qui existait entre ces deux humeurs par leur viscosité, leur alcalescence et les éléments qui les composaient, il avait de la peine à être détrompé. Cependant le sperme diffère essentiellement du mucus catarrhal par sa couleur blanche, par la propriété qu'il a de se liquéfier, en se refroidissant, par son insolubilité dans l'eau, tant qu'il est épais; par sa dissolubilité, au contraire, lorsqu'il est devenu liquide ou simplement mêlé avec les urines.

Les altérations que nous avons remarquées à l'ouverture des cadavres ont constamment présenté des nuances diverses. Chez beaucoup de sujets, la membrane muqueuse de la vessie nous a paru épaissie, d'un noir uniforme; l'organe tout entier, revenu sur lui-même, ne présentait plus qu'une cavité étroite, non dilatable, à peine susceptible de retenir une once ou deux de liquide. J'ai eu deux malades qui ont succombé à cette affection. J'ai trouvé sur l'un d'eux des tumeurs fongueuses à la surface interne de la vessie, s'étendant jusque sur le col, et formant en quelque sorte obstacle au libre cours des urines.

Dans d'autres cas, j'ai remarqué des plaques rouges, des infiltrations sanguines et des ulcérations profondes qui avaient détruit la tunique musculeuse et pénétré jusque près du péritoine.

Sur d'autres sujets, la tunique musculeuse ayant agi avec un surcroît d'énergie, ses fibres étaient devenues plus volumineuses, et projetaient dans l'intérieur de l'organe des saillies irrégulières et tellement multiples, que quelques anatomistes ont donné aux vessies qui présentent cette disposition les noms de *vessies à colonne* ou de *vessies à poche*. L'altération la plus ordinaire consiste dans l'épaississement et le racornissement des parois de la vessie.

Pour établir le diagnostic de cette maladie, toujours grave en elle-même, il faut bien faire attention aux dérangements de la sécrétion urinaire, ainsi qu'aux matières puriformes ou muqueuses mêlées au liquide, que sécrètent les reins.

Ce qui, quoique souvent entouré d'obscurité, importe le plus au succès du traitement, est la connaissance des causes réelles de la maladie et des complications qui l'accompagnent. Le praticien atteindra ce double but, d'une part, en se faisant rendre un compte exact des circonstances commémoratives du catarrhe, et, de l'autre, en explorant, avec une scrupuleuse attention, la vessie elle-même, ainsi que le canal de l'urètre, la prostate, et même toute l'étendue de l'appareil urinaire.

Aux recherches du premier genre se rapporte la connaissance des écoulements que le malade peut avoir eus, des excès de fatigue, des injections irritantes, des suppressions d'hémorrhagies ou d'affections dartreuses qui ont précédé ou déterminé cette maladie.

On s'assurera avant tout s'il n'existe pas des rétrécissements de l'urètre, des calculs urinaires, un engorgement de la glande prostate, qui provoquent et entretiennent le plus fréquemment les catarrhes chroniques de la vessie : le toucher de la prostate et de la vessie par le rectum fournira également, en beaucoup de cas, sur l'état de tuméfaction de la première et sur le degré de rétraction ou de dilatabilité de la seconde, des notions précieuses.

Dans l'état actuel de nos connaissances, il n'est plus permis à un praticien d'entreprendre le traitement d'une affection chronique du réservoir de l'urine, sans s'être formé, au moyen de toutes ces recherches, une idée positive et exacte des dispositions de l'urètre, du mode d'altération des parois vésicales, et de l'existence ou de l'absence de corps étrangers dans la cavité de l'organe malade.

C'est ici le cas de rétablir un fait rapporté dans l'ouvrage de M. Civiale, qui prouvera combien il est important de ne pas pronostiquer, sans s'être préalablement livré à une exploration attentive.

M. Bousquet, de Bordeaux, qui a été délivré d'un calcul par la lithotritie, en deux séances, éprouvait, depuis plus de deux ans, un dérangement dans les voies urinaires, que l'on attribuait à un catarrhe vésical : il fut pendant long-temps traité pour cette maladie. Ses douleurs ayant continué, et le régime et les remèdes auxquels il était astreint n'amenant aucun résultat, il profita de mon passage à Bordeaux pour me consulter. Je lui dis que je ne me prononcerais point sur son affection sans avoir exploré le canal et la vessie ; malgré sa grande répugnance à se laisser sonder, il finit par y consentir. Je fis parvenir une bougie n° 4 avec facilité jusqu'à la vessie ; je n'eus même pas recours à la sonde, comme on l'a avancé : en faisant prendre diverses positions au malade et en promenant ma bougie jusqu'à son extrémité, je sentis très distinctement le calcul dont il était atteint, et je lui fis connaître sa position, en l'engageant à venir profiter à Paris des bienfaits de la nouvelle méthode ; ce ne put donc être que postérieurement à mon exploration que le malade a été sondé par son médecin, et après que je me fus prononcé sur l'existence du calcul. M. B.... vient de mourir, ayant à peine soixante-dix ans, quatre ans après avoir été opéré, sa vessie étant constamment restée affectée d'un catarrhe chronique.

Sans doute s'il eût été délivré plus tôt de son calcul, et si on n'eût pas méconnu sa maladie, ce négociant recommandable, cet intéressant père de famille, vivrait encore. Le catarrhe chronique est, sous quelque forme qu'il se présente, une maladie très grave, et, disons-le, souvent incurable. Le danger est alors proportionné à l'intensité des douleurs qu'éprouvent les malades, à l'abondance des matières excrétées par la vessie, au degré d'agitation, d'insomnie et de fièvre qui accompagne la lésion locale.

Le catarrhe chronique ne diminue guère les forces organiques qu'en proportion de la masse de mucosités qu'il fait rejeter au dehors. Les ulcérations, les fongosités, les affections cancéreuses, au contraire, épuisent et font périr les sujets par suite de souffrances continuelles et du mouvement fébrile non interrompu qu'elles occasionnent presque toujours.

Il n'en est pas de même lorsque des rétrécissements de l'urètre l'ont provoqué et l'entretiennent, ou lorsque des calculs urinaires l'accompagnent. Il est permis d'espérer alors que le rétablissement de la libre excrétion urinaire, ou l'extraction des corps étrangers suffiront pour apaiser les symptômes et ramener la santé. Nous en avons une foule d'observations à notre disposition.

Remarquons toutefois, d'une part, que si la situation profonde de la vessie, si la difficulté d'agir immédiatement sur son tissu, surtout si l'impossibilité d'empêcher un liquide aussi irritant que l'urine d'arriver dans sa cavité; en un mot, si toutes ces circonstances, réunies ou isolées, rendent très difficile et souvent impossible la guérison des catarrhes chroniques; d'autre part, l'activité médiocre des sympathies de l'organe affecté rend la maladie long-temps locale, et compatible avec la continuation de la vie.

C'est ainsi que nous connaissons plusieurs vieillards qui depuis cinq, dix, ou quinze ans et plus, sont atteints de catarrhes chroniques, et dont la santé générale se conserve encore dans un état florissant.

Le traitement du catarrhe aigu et chronique demande à être bien dirigé : c'est là que le médecin doit apporter un tact médical qui ne s'acquiert qu'à la longue, et par une grande habitude d'observation; car le traitement du catarrhe chronique diffère entièrement de celui qui convient au catarrhe aigu. Parfois, il faut savoir alternativement employer l'un et l'autre et les corroborer.

Le traitement du catarrhe aigu consiste spécialement dans les antiphlogistiques généraux et locaux. Mais parmi les moyens de ce genre, il en est qui conviennent plus particulièrement que d'autres, et sur l'emploi desquels il importe d'insister; tels sont les bains tièdes, que l'on peut réitérer jusqu'à deux et trois fois par jour, en ayant la précaution que le malade n'y reste que trois quarts d'heure ou une heure au plus chaque fois.

La peau est, comme personne ne l'ignore, unie

par d'étroites sympathies à l'appareil urinaire ; or le relâchement de son tissu, la détente que le bain y occasionne, la douce transpiration qu'il excite, réagissent d'une manière salutaire jusque sur la vessie enflammée.

Des saignées générales seront pratiquées, si le sujet est sanguin et vigoureux ; on aura recours ensuite à des applications de sangsues, proportionnées en nombre à l'intensité et aux symptômes de la maladie. A ces moyens, devront être ajoutées des boissons délayantes, émulsionnées, prises abondamment.

Les bains de siége, préparés avec les décoctions de son, de guimauve ou de graine de lin et de têtes de pavots, alterneront utilement avec les bains entiers.

Dans les intervalles de ces immersions, l'hypogastre et le périnée seront recouverts de fomentations ou de cataplasmes émollients et légèrement narcotiques. Des lavements mucilagineux et huileux devront être administrés, et l'on imposera au malade l'abstinence la plus sévère des aliments, ainsi que le repos le plus absolu de l'esprit et du corps.

Il importe dans les inflammations aiguës, et particulièrement dans celle qui nous occupe, d'attaquer avec énergie et de poursuivre sans relâche, jusqu'à ce qu'elle cède, l'irritation qui constitue la maladie. Les saignées capillaires, hypogastriques,

périnéales et lombaires, les bains généraux et de
fauteuil, les lavements, les applications émollientes
et les autres moyens indiqués, devront être répétés
avec une persévérance égale à la gravité et à l'opiniâtreté des symptômes.

La rétention d'urine fait bien naître alors l'indication de recourir à la sonde, afin de vider la vessie, et d'écarter ainsi une complication fâcheuse de
son inflammation ; mais si le canal est douloureux,
si l'introduction de l'instrument occasionne des spasmes et des resserrements, si du sang s'écoule de
l'urètre au plus léger effort exercé pour faire entrer
l'algalie ; si, en un mot, l'opération excite de trop
fortes souffrances et augmente l'irritation du malade, il faut y renoncer, et insister sur les calmants et les antiphlogistiques. Sous l'influence
de leur emploi, on verra certainement l'écoulement de l'urine se rétablir à mesure que la détente s'opérera, et que les douleurs cesseront. S'il
en était autrement, on obtiendrait du moins cet
avantage, que la diminution de l'irritation locale
rendrait supportable et utile l'introduction d'une
petite bougie en cire, qui, loin de réussir plus tôt,
aurait, si l'on avait insisté sur son exécution, en-
traîné l'augmentation des accidents, et par conséquent aggravé la situation du malade.

Quelle que soit l'origine du catarrhe aigu, la même
méthode thérapeutique locale doit lui être opposée:

on y ajoutera seulement, selon le cas, après la diminution de l'irritation principale, divers moyens accessoires appropriés aux causes spéciales qui ont pu occasionner son développement.

Ainsi des couvertures chaudes, des boissons abondantes prises tièdes et légèrement aromatisées, des frictions stimulantes extérieures, conviendront, lorsque le catarrhe dépendra de la brusque suppression de la transpiration cutanée, afin de rétablir cette fonction et d'exciter la sueur.

Si la disparition d'une dartre a provoqué cette inflammation vésicale, en même temps que l'on combat celle-ci, on doit chercher à rappeler l'autre par des applications irritantes, et, au besoin, par un vésicatoire non cantharidé.

L'opium, qui semblerait avantageux afin d'apaiser la douleur et de faire cesser l'agitation ainsi que l'insomnie, convient peu dans le traitement du catarrhe aigu, parce que les symptômes qu'il serait destiné à combattre dépendent surtout du gonflement des parties et de l'obstacle apporté à l'excrétion urinaire. Cette substance ne devient utile que lorsque, les accidents inflammatoires ayant perdu de leur première violence, il reste encore au malade soit de la douleur produite par la présence d'un calcul ou d'un rétrécissement, soit des épreintes et un ténesme vésical, évidemment entretenus par l'excès de sensibilité des parties et la susceptibilité du système nerveux.

On pourra recourir alors aux lavements avec les décoctions mucilagineuses, auxquelles on ajoutera quelques gouttes de laudanum ou quelques grains d'extrait gommeux d'opium. Ces injections opiacées, faites par l'anus, sont plus favorables et agissent plus immédiatement sur les parties excitées que l'administration des narcotiques par la bouche, à laquelle on ne doit cependant pas renoncer complétement.

Des moyens puisés à la même source, c'est-à-dire des adoucissants à l'intérieur, des bains, du repos, l'absence de toute espèce d'excès, et surtout des excès vénériens, conviennent toujours dans le cas de catarrhes chroniques. On y ajoutera des exercices modérés, des vêtements chauds, l'usage de la flanelle sur toute la surface du corps, l'attention extrême d'éviter le froid et l'humidité, surtout aux pieds, qu'il importe de tenir dans un état habituel de chaleur et de douce transpiration. Des frictions faites sur la peau avec une brosse ou une flanelle, imprégnées de vapeur de vinaigre, des bains de vapeur, des ventouses scarifiées, ou des applications vésicantes avec la pommade ammoniacale promenée sur le bas-ventre, les lombes, le bassin, le périnée, les parties internes et supérieures des cuisses, conviendront comme révulsifs lorsqu'il n'existera plus ni douleur vive, ni fièvre, ni même accélération habituelle du pouls. Aussi long-temps que ces symptômes persistent, ils annoncent la continuation d'un degré élevé d'inflammation, qu'il est à craindre de rendre plus intense en multipliant les points douloureux, et, par suite, le foyer de l'excitation organique.

Lorsque le catarrhe chronique a résisté à ces moyens, j'ai obtenu par fois d'heureux effets d'un séton placé à l'hypogastre ou au périnée, selon que l'inflammation paraissait occuper spécialement le corps ou les parties voisines du col de la vessie et de la prostate. Plusieurs praticiens distingués ont eu recours avec avantage à des cautères appliqués à la partie supérieure et interne des cuisses, à des frictions faites sur les mêmes régions, ou à la périphérie du bassin, avec la pommade émétisée (un gros d'émétique sur une once d'axonge), aux moxas et à d'autres exutoires analogues, aux bains, aux douches et aux injections avec les eaux sulfureuses.

Les stimulants intérieurs, tels que les sudorifiques, les purgatifs administrés à propos, les eaux minérales, telles que celles de Contrexeville, de Vichy, d'Enghien, de Passy, de Barèges ou de Balaruc, prises pures ou coupées avec du lait ou de l'eau d'orge, ne doivent être employées cependant qu'avec une extrême circonspection contre les ca-

tarrhes chroniques. Ces moyens ont le grand inconvénient d'exciter l'estomac et les intestins, et, en
beaucoup de cas, d'ajouter à la maladie primitive
des surexcitations gastro-intestinales toujours défa-
vorables et souvent dangereuses. Lorsque nous y
avons recours, nous surveillons attentivement l'impression qu'ils exercent, afin de suspendre ou de
cesser leur emploi aussitôt qu'ils deviennent nuisibles.

A l'exemple de l'illustre professeur de l'Hôtel-
Dieu, nous avons fait prendre avec avantage aux
malades atteints de catarrhes chroniques dix pilules
par jour de la composition suivante :

> Térébenthine molle de Venise. . .   40 grains.
> Acétate de plomb.   4
> Extrait de jusquiame blanche. . .   6
> F. dix pilules.

Nous suspendons au bout de quinze jours cette
médication, pour la reprendre ensuite si nous la
jugeons nécessaire. Communément, sous l'influence
de l'usage des eaux minérales et de ces pilules, nous
ne tardons pas à voir les urines du malade changer
complétement.

Nous pourrions citer M. *Fouquier-Chollet*, ancien magistrat de Saint-Quentin, qui, atteint d'un
catarrhe aigu, qui, d'abord négligé, avait passé rapidement à l'état chronique, a vu sa position s'amé-

liorer considérablement. Il introduisait aussi des bougies en cire, de calibre gradué, pour soulever et refouler la prostate, qui, dure et volumineuse, formait obstacle au cours de l'urine. M. Civiale, qui a vu ce malade en consultation avec moi, a pu, au bout de six semaines, s'assurer par lui-même de l'influence de cette médication.

Si quelquefois il est si difficile d'obtenir la guérison du catarrhe de la vessie, c'est, en général, que l'on a compté trop exclusivement sur les effets des traitements médicamentaux. Il faut que ce traitement soit la suite et le complément du traitement diététique, ou que l'un et l'autre soient combinés de la manière la plus favorable au résultat que l'on veut obtenir.

Les baumes, les résines, et en particulier la térébenthine, ont été tour à tour préconisés contre le catarrhe chronique, accompagné d'excrétion muqueuse abondante. L'eau de goudron, que nous conseillons à nos malades, produit également, en beaucoup de cas, de bons et salutaires effets; mais, nous ne saurions trop le répéter, pour administrer ces substances avec sécurité, il est indispensable, d'une part, que les organes digestifs soient exempts de surexcitation morbide, et, de l'autre, que le catarrhe vésical existe sans complication de douleur vive, de chaleur à la peau et d'agitation du pouls, ou que, par des moyens convenables, on l'ait d'abord ramené à cet état de simplicité.

Dans ces derniers temps, on a proposé et employé avec quelque avantage, contre le catarrhe chronique, les injections permanentes ou du moins très prolongées, faites dans la vessie avec la sonde à double courant, autrefois imaginée par *Hales*, reproduite par M. *J. Cloquet*, médecin distingué de Paris. Cette pratique a pour objet de faire successivement, et par une action prolongée, passer dans l'organe urinaire une masse plus ou moins considérable de quelque liquide approprié aux indications qui se présentent à remplir. Pour cela, une sonde à double canal étant placée dans l'urètre, un tube de gomme élastique conduit, d'un réservoir plus ou moins élevé, jusqu'à l'une des divisions de l'instrument, la matière de l'injection, laquelle, après avoir pénétré dans la vessie et s'être répandue sur ses parois, ressort par l'autre canal, et est portée jusqu'à un vase de décharge.

Les diverses parties de cet appareil sont solidement unies à l'aide d'ajutages en argent et de vis, de telle sorte que le liquide ne peut s'échapper et inonder le lit du malade.

Les injections continuées peuvent être faites avec de l'eau pure, avec des décoctions de plantes mucilagineuses ou aromatiques, avec diverses eaux minérales pures ou affaiblies, avec une dissolution légère d'acétate de plomb, et, dans quelques cas, avec un mélange d'eau et de chlorure d'oxide de sodium, selon l'état de douleur, d'irritation ou d'inertie de l'organe.

Une médication aussi directe et agissant d'une manière aussi immédiate sur les parties malades doit être nécessairement fort active, et par conséquent susceptible ou de nuire beaucoup ou de produire une impression salutaire. Il importe donc de ne l'employer qu'avec circonspection; et il est à désirer que les médecins qui, comme nous, sont voués au traitement spécial des maladies des voies urinaires, nous fassent connaître, par des observations nouvelles, exemptes de toute prévention, les circonstances dans lesquelles ces injections ont eu du succès, et le degré de confiance que les praticiens doivent leur accorder.

Nous avons déja dit que, si le catarrhe chronique était compliqué de l'existence de rétrécissements du canal, de blennorrhagie, de la présence de calculs urinaires, la première indication à remplir consisterait à détruire les lésions, après la cessation desquelles la maladie principale, n'étant plus entretenue, cédera plus facilement aux moyens destinés à la combattre.

Comme cela n'arrive que trop fréquemment, le catarrhe chronique résiste à tous les moyens thérapeutiques que nous venons d'indiquer; on peut encore, en insistant sur la rigoureuse observation des lois de l'hygiène, sur l'abstinence de tous les excès, sur l'usage habituel des adoucissants et des doux révulsifs, prolonger, pendant de longues années, la vie des malades. En agissant ainsi, si l'on ne guérit pas le mal, du moins on le diminue, on le rend supportable, on arrête et l'on ralentit ses progrès. Nous en avons nous-mêmes l'heureuse expérience, ayant eu, dans beaucoup de cas, la satisfaction d'éloigner indéfiniment l'époque cruelle de la désorganisation des parties affectées.

CHAPITRE IV.

De la faiblesse et de la paralysie de la vessie.

La faiblesse de la vessie consiste dans une diminution de la sensibilité et de la contractilité de cet organe telle, qu'il ne remplit ses fonctions que d'une manière incomplète. S'il n'y a pas d'obstacle dans l'urètre, le jet de l'urine conserve la même grosseur; mais, à mesure que cette faiblesse augmente, il est toujours moins long; il arrive que l'urine tombe verticalement et sans former le moindre jet.

Les personnes affectées de faiblesse de ce viscère attendent quelquefois long-temps pour commencer à uriner, et souvent elles n'y parviennent qu'en faisant des efforts, en contractant les muscles du ventre, pour comprimer la vessie et pour suppléer ainsi à l'insuffisance de ses contractions.

Non seulement le jet perd de sa longueur au point de devenir perpendiculaire, mais, à mesure que la vessie se contracte plus faiblement, le liquide urinaire s'évacue en plus petite quantité; il en reste toujours davantage dans le réservoir après chaque évacuation, et les besoins d'uriner deviennent plus fréquents chaque jour.

Ces urines, en y séjournant, s'altèrent, deviennent âcres, irritantes; l'irritation qu'elles excitent détruit la sensibilité de la membrane interne de la vessie, et en augmente l'épaisseur en y faisant affluer plus abondamment le liquide.

La plupart des vieillards atteints de cette infirmité, qui ne les fait pas souffrir considérablement, croient qu'elle est une suite de leur âge; ils négligent de consulter sur leur état, ne pensant pas que cette faiblesse de la vessie amènera bientôt la paralysie complète de cet organe : c'est un tort qui leur prépare des regrets.

Quand les urines s'amassent dans le réservoir, et que l'on néglige de les évacuer chaque jour avec le secours des sondes en gomme élastique, tout en faisant un traitement propre à combattre cette faiblesse, cet accès devient de plus en plus considérable, et produit une distension telle, que les contractions deviennent tout-à-fait impossibles. Alors il y a paralysie complète et même rétention, si les muscles qui entourent le col de la vessie conservent assez de force pour s'opposer à l'issue de l'urine par dégorgement.

Lorsque l'urine sort de cette manière, les malades n'accusent qu'un sentiment de pesanteur avant la suppression complète de l'écoulement du liquide ; la vessie peut en contenir assez pour former une tumeur au-dessus du pubis. Il est des malades dont la vessie est si petite que, même après cette suppression, la tumeur au bas-ventre n'a point lieu. Si l'on néglige de sonder, cet état peut donner lieu à des nausées, à des vomissements, à des sueurs abondantes ayant odeur d'urine ; le pouls devient petit, fréquent, les pieds et les jambes enflent, et en fort peu de temps le malade se trouve en danger.

Il ne faut pas avoir une grande habitude d'observer ces maladies, pour reconnaître que les urines sortent par regorgement, lorsque surtout elles coulent continuellement, et qu'il y a tumeur au-dessus du pubis.

La faiblesse et la paralysie de la vessie sont presque toujours le partage des vieillards ; elles arrivent à la

suite d'excès en tout genre, des boissons diurétiques prises en trop grande quantité, des écoulements, des rétrécissements de l'urètre, des travaux
de cabinet, et de toutes les occupations qui obligent
à une vie sédentaire ; aussi les joueurs et ceux qui
restent long-temps à table, se privant d'évacuer la
vessie, y sont-ils très sujets.

Un des nombreux malades que j'ai vus atteints de
cette affection avait une faiblesse de cet organe, à
la suite de la funeste habitude qu'il avait contractée
d'uriner sur le côté étant au lit, au lieu de se mettre
dans une position favorable à l'évacuation complète
du liquide urinaire. Je lui appris le moyen de se
sonder ; il cessa d'uriner dans la position que nous
venons d'indiquer : quelques frictions sèches, de
légers toniques, et par-dessus tout l'exercice pris
chaque jour au grand air, l'ont tout-à-fait débarrassé de cette maladie.

Tous les vieillards n'éprouvent pas les infirmités
provenant soit de la faiblesse, soit de la paralysie
de la vessie ; mais on peut dire qu'il en est peu qui
en sont exempts. La vessie recevant continuellement
un liquide qui contient des principes plus ou moins
âcres, sa sensibilité est continuellement excitée ; il
en résulte que de tous nos organes, c'est celui qui
perd le plus rapidement sa sensibilité et sa force,
et qu'il n'est pas étonnant que, même à un âge en-

core peu avancé, nous voyions tant d'individus qui, ayant été pendant leur jeunesse soumis à des cau - ses qui ont agi plus particulièrement sur le système urinaire, ne peuvent, avant l'âge des infirmités, satisfaire qu'avec bien de la difficulté et d'une ma- nière incomplète à des besoins qui se renouvellent à chaque instant du jour.

En général, le peu de succès que l'on obtient du traitement de la faiblesse et surtout de la paralysie de la vessie provient de ce que les médecins, regar- dant cette affection comme locale, ne cherchent pas à combattre ses causes primitives, et croient atteindre le but et peut-être les bornes de l'art en agissant seulement sur l'organe affecté.

L'expérience que nous avons acquise dans le traite- ment d'un grand nombre de malades atteints de cette affection nous autorise à avancer qu'il y a rarement faiblesse de la vessie, sans qu'il y ait un état d'atonie générale, ou une cause particulière, qui rendra inutiles les moyens employés pour rétablir ses fonc- tions, et qui, avant tout, demande à être atta- quée.

Les boissons adoucissantes et diurétiques, les bains, la saignée ou les sangsues, sont les moyens généralement employés contre la rétention d'urine ou une difficulté d'uriner quelconque; ce qui con- vient très bien, si le mal dépend de l'inflammation ou du spasme de la vessie : mais si cet organe est dans un état d'atonie, cette pratique est le contraire de ce qu'il faut faire.

Lorsque les urines ne sortent plus que par regorgement, la vessie étant distendue par une grande quantité de liquide, les boissons adoucissantes et diurétiques augmentent cette distension; elles affaiblissent, ainsi que les bains, tout le système, et les sangsues anéantissent tout-à-fait le malade.

La première indication à remplir, celle à laquelle le médecin familier avec les maladies de la vessie ne manquera jamais, c'est l'emploi de la sonde pour évacuer l'urine qui est toujours retenue en plus ou moins grande quantité dans cet organe. On ne laissera point la sonde à demeure; il est préférable de la réintroduire chaque fois qu'il sera nécessaire de vider la vessie. Plusieurs de nos malades portent une sonde sur eux, pour s'en servir chaque fois qu'ils ont besoin d'uriner : c'est le meilleur moyen de prévenir la paralysie complète de la vessie, et même de la guérir, surtout lorsqu'il n'y a encore que paresse de l'organe urinaire.

Nous en voyons qui, insensiblement, arrivent à uriner sans la sonde, ou du moins à ne s'en servir que rarement : nous leur recommandons constamment de s'assurer de temps en temps, avec cet instrument, si la vessie se vide bien des dernières gouttes d'urine; s'il en reste, nous les engageons à continuer encore l'usage de ce moyen.

Dans tous les cas de faiblesse de la vessie, je conseille des frictions sèches sur tout le corps et particulièrement sur la région hypogastrique, dans les aines, le périnée, la partie interne des cuisses. Quelquefois j'ai recours, pour les frictions, à une pommade préparée avec l'ammoniaque, l'huile d'amandes douces et la teinture de cantharides à faible dose.

Les bains ne peuvent convenir contre la paralysie de la vessie, puisqu'il est indiqué de fortifier : les malades n'y resteront donc qu'un quart d'heure environ; et je n'y ai recours que lorsque j'emploie les frictions excitantes, la peau nettoyée devenant plus souple, plus perméable et bien plus susceptible de recevoir l'action des frictions.

Quelques praticiens ont conseillé les injections d'eau chaude de Balaruc, de Barèges et celles préparées avec le chlore ou l'eau végéto-minérale, et disent en avoir retiré de bons effets. Nous les avons employées maintes fois et dans des cas où elles paraissaient bien indiquées, mais presque constamment sans succès. Bien des malades n'ont pu les supporter : chez quelques-uns elles ont produit de l'irritation; au second ou au troisième mois, nous avons été obligé de les cesser. Nous connaissons des confrères qui n'ont pas été plus heureux que nous dans ce genre de médication. On peut relire à ce sujet ce que nous avons dit ci-devant en traitant du catarrhe aigu.

Les toniques sont évidemment la base du traitement de la faiblesse et de la paralysie de la vessie ; mais pour en obtenir du succès il faut les administrer à propos, et y avoir convenablement préparé le malade.

Nous retirons de bons effets des purgatifs légers répétés à des intervalles donnés, des boissons sudorifiques et des injections détersives ; par fois même nous avons eu recours avec succès aux vomitifs, chez des vieillards, quand l'état de la langue et la couleur jaune de la peau nous déterminaient à employer soit l'ipécacuanha ou l'émétique à petite dose.

Bien souvent, par l'influence de ces moyens, les urines recommençaient à couler ; la vessie se contractait de nouveau, le sphincter de ce viscère reprenait son élasticité naturelle, et les malades vidaient complétement leur vessie ; peu à peu la sonde devenait inutile ; j'étais moi-même alors le premier à ordonner qu'elle fût mise de côté.

Les boissons sudorifiques que nous avons constamment conseillées aux malades atteints soit de catarrhe chronique, soit de paralysie de la vessie, produisent généralement de bons résultats. Non

seulement elles déterminent une excitation générale, dont les suites ne sont point à redouter, même
chez les sujets faibles et usés, mais encore il y a
beaucoup à espérer de l'excitation particulière
qu'elles produisent sur la vessie, surtout lorsqu'on
les rend légèrement diurétiques. Dans ces cas, les
diurétiques ne peuvent avoir aucun inconvénient;
ils ont même l'avantage de stimuler doucement la
vessie et de contribuer à rétablir ses fonctions
(pourvu qu'on ne donne qu'une petite quantité de
boisson), lorsqu'ils sont combinés avec les sudorifiques, et lorsque les malades sont dans un état qui
favorise une abondante évacuation par la peau.

Les médicaments indiqués ci-dessus, variés selon
l'âge et le tempérament, et continués pendant plus
ou moins long-temps, selon la gravité de la maladie
et les effets qu'ils produisent, peuvent tous être employés alternativement chez le même individu. Ils
tendent tous à ranimer la circulation générale et le
ton de la membrane muqueuse; à exciter la sensibilité de tout le système; et quelques-uns produisent cet effet particulièrement sur les viscères et
sur la vessie.

On parviendra toujours plus facilement à produire un changement dans l'économie animale, et
on fatiguera beaucoup moins le malade en prenant
différentes voies, qu'en insistant sur le même
moyen, à moins que les bons effets qui en résultent

n'indiquent d'en continuer l'usage. Cette méthode explorative a au moins l'avantage de faire reconnaître le moyen le plus convenable; ce qui doit suffire pour le faire adopter par les médecins qui nous liront.

Dans tous les cas de faiblesse ou de paralysie de la vessie, on commence par s'assurer si ce ne sont pas des calculs, et le plus souvent des rétrécissements de l'urètre, qui ont amené l'une ou l'autre de ces deux affections. Le canal étant libre dans toute son étendue, et la vessie ne contenant point de corps étrangers, on évacuera soigneusement ce viscère de l'urine qui pourrait y séjourner, et l'on réitérera l'usage de la sonde pendant tout le traitement aussi souvent qu'il sera nécessaire.

Les toniques, avons-nous dit, sont évidemment indiqués dans ces deux cas. S'ils ont été si souvent appliqués sans succès, c'est qu'on avait négligé de disposer convenablement les malades à les recevoir.

En général, les adoucissants, les diurétiques et les boissons sudorifiques, conviendront pendant les premiers temps de la maladie. On aura recours ensuite aux toniques combinés avec les fondants, et l'on conseillera ensuite les eaux minérales sulfureuses prises à l'intérieur en bain et en injection. Les eaux de Passy, de Contrexeville, celles de Balaruc et de Vichy, mêlées avec de la décoction d'orge ou avec une infusion aromatique, sont les injections que nous employons le plus fréquemment; mais il faut avoir la précaution de ne pas en faire usage trop tôt, et sans avoir détruit les causes qui rendent nuls ou de peu de durée le bon effet qu'elles peuvent produire sur la vessie.

Tous ces moyens, même étant bien administrés, pourraient devenir inutiles si l'on négligeait les secours de l'hygiène et ceux du régime. Il est absolument nécessaire de favoriser et soutenir leur action par un exercice modéré, par des aliments légers et succulents, et surtout par du bon vin, peu chargé d'alcool, pris cependant en petite quantité.

C'est le matin, un peu avant le déjeuner, qu'il faut engager les malades à se livrer à l'exercice dans un lieu bien exposé, l'air étant sec; s'il était froid, il suffirait d'être bien vêtu pour s'y exposer sans inconvénient.

Les frictions sèches ou aromatiques pratiquées soir et matin, comme il a été indiqué plus haut, et la promenade, sont les seuls exercices auxquels il faut se borner, en attendant que les forces permettent d'en supporter de plus actifs.

Il faut éviter la vie sédentaire avec autant de soin que la fatigue. Rien n'est plus propre à augmenter la faiblesse de la vessie que de rester longtemps au lit ou assis sur des siéges chauds. Quand on est assis ou couché chaudement, on sent rarement le besoin d'uriner.

Les hommes de lettres et de cabinet sont exposés à la faiblesse de la vessie, non seulement par leur vie sédentaire, mais encore par l'état de contraction où se trouve l'organe dont l'influence est nécessaire pour animer l'action de tous les autres. Quand on est livré à de fortes méditations, toutes les fonctions languissent, la transpiration diminue, la sécrétion de l'urine est plus abondante, et, à cause de la diminution de la sensibilité générale, on ne sent point le stimulant qu'elle excite dans la vessie, ou, si on le sent, on néglige souvent de satisfaire au besoin de la rendre. Elle séjourne dans son réservoir, le distend, et amène en peu de temps la faiblesse et même la paralysie.

Le médecin reconnaîtra facilement que la vessie reprend son ressort, et même qu'elle peut se vider naturellement, lorsque l'urine sortira de la sonde par un jet rapide.

Si le malade urine sans le secours de cet instrument, et si cependant l'évacuation se fait encore lentement, en petite quantité; si, de plus, cette évacuation est accompagnée d'un sentiment de pesanteur vers le col de la vessie, cet organe n'a pas repris encore tout son ressort, la sonde est encore nécessaire : il serait donc peu convenable de n'en pas continuer l'usage à chaque nouveau besoin d'uriner.

Si l'on suppose qu'une dartre ou un rhumatisme

a pu se fixer sur la vessie, il faudrait recourir ou aux vésicatoires, ou au moxa, ou au cautère. Plusieurs fois, nous avons retiré de l'avantage d'un exutoire appliqué sur la région hypogastrique, soupçonnant une répercussion dartreuse sur l'organe urinaire. Les sudorifiques et les purgatifs étaient aussi constamment employés pendant tout le temps du traitement.

Nous avons remarqué qu'il était très difficile de guérir la paralysie de la vessie, quand elle était produite par des boissons diurétiques prises en trop grande quantité, et continuées pendant long-temps.

Dans ce cas, nous n'administrons les toniques et les stimulants qu'avec une grande réserve, et toujours de manière à ne pas porter directement leur action sur la vessie.

Dans les premiers jours du traitement, les boissons adoucissantes sont les seules que nous conseillons. L'usage doit en être continué aussi long-temps que les forces de l'estomac et l'état des malades peuvent le permettre.

La paralysie du col de la vessie est encore plus difficile à guérir que celle du corps de ce viscère. Ces deux maladies peuvent exister simultanément, le sphincter de la vessie n'étant composé que de la réunion des fibres qui composent la tunique musculaire de cet organe, ce qui donne lieu à la

rétention et à l'incontinence d'urine tout à la fois.
Rien n'est plus facile à concevoir : la vessie et son
col ne pouvant se contracter, l'urine sort par son
propre poids et par l'action involontaire des muscles abdominaux, ainsi que par les mouvements du
corps, sans que le malade puisse la retenir, et même
sans qu'il la sente couler. Dans le chapitre suivant, nous nous occuperons des moyens de s'opposer
à cette maladie incommode.

CHAPITRE V.

De l'incontinence d'urine.

L'incontinence d'urine est une affection aussi incommode que fréquente chez les vieillards et les
personnes atteintes de rétrécissement du canal.

Un *antagonisme* évident existe à la vessie et
même au rectum, entre les fibres charnues des parois de ces organes et les sphincters placés autour
des orifices par lesquels ils communiquent au-dehors. Cet *antagonisme* est tel, que, dans l'état naturel, les anneaux musculeux des ouvertures l'em-
portent en énergie sur les fibres des parois, et qu'ils
maintiennent, pendant un certain temps, les liquides

ou les matières dans leurs réservoirs, qu'ils distendent en s'y accumulant.

Lorsque cette distension est portée assez loin, le
besoin se fait sentir; la volonté relâche les sphincters, fait agir les muscles, en même temps que l'organe lui-même se resserre, et l'évacuation a lieu.

Dans la maladie qui nous occupe, l'urine s'accumule d'abord dans la vessie, l'emplit, la dilate, et
ne parvient au-dehors que lorsque les parois de cet
organe, distendus outre mesure, ne peuvent plus se
prêter à une plus grande ampliation, et forcent le
liquide à s'échapper par l'urètre. Plus le sphincter
vésical conserve de contractilité, et plus cette évacuation par regorgement est tardive. Lorsque, au
contraire, l'anneau musculeux est très affaibli ou
paralysé, la vessie expulse le liquide presque
aussitôt qu'elle le reçoit, et n'éprouve que peu ou
pas de distension.

Les vieillards, surtout ceux qui ont abusé des
organes génitaux, et chez lesquels un état de lan-
gueur, de mollesse et de relâchement de ces organes
a succédé à des stimulations trop prolongées ou trop
fréquentes, sont disposés d'une manière spéciale à
l'évacuation continuelle et involontaire de l'urine;
mais ici encore l'incontinence est presque toujours
précédée de la rétention de ce liquide. La vessie,
affaiblie d'abord, puis de plus en plus complétement
paralysée, commence par ne se vider qu'avec len-

teur; elle conserve ensuite des quantités incessamment croissantes d'urine, acquiert une ampleur
considérable, et finit, après un temps plus ou moins
long, par laisser échapper continuellement, et
goutte à goutte, le trop plein du liquide qui la distend outre mesure.

L'échappement des urines, chez les personnes
âgées, augmente tous les jours, sans que pour cela
elles en éprouvent de très grandes douleurs. Le
liquide, après sa sortie, exhale une odeur forte; il
a une telle action, qu'il ne tarde pas à présenter des
érosions sur le scrotum et sur la peau le long des
cuisses, quelquefois même des ulcérations.

Nous observons souvent l'incontinence d'urine
chez les malades atteints de rétrécissements de
l'urètre, l'urine s'accumulant encore plus dans la
vessie, son évacuation laborieuse et accompagnée
de violents efforts ne s'opérant que d'une manière
incomplète. Dans ce cas, le col vésical, fatigué,
affaibli par la présence du liquide que l'obstacle
retient encore avec plus ou moins de force, perd de
son énergie, se laisse graduellement distendre, et
devient quelquefois complétement inerte. Les portions les plus reculées de l'urètre éprouvent la
même altération; et, ainsi que nous l'avons vu sur
plusieurs cadavres, des parties de ce canal situées
en arrière du rétrécissement se dilatent quelquefois
de manière à former une sorte de seconde cavité

vésicale. Le rétrécissement, cause première de tous ces désordres, devient alors la seule barrière qui s'oppose à la sortie de l'urine ; il remplace le col vésical, et, comme il est privé de sphincter, il laisse ce liquide sourdre goutte à goutte par l'effet de la pression que la colonne supérieure exerce sur lui : c'est encore là une des variétés de l'incontinence par regorgement. Il est urgent d'attaquer et de détruire promptement les obstacles, si les malades veulent voir cesser cette maladie.

Dans les irritations douloureuses de la vessie, dans les inflammations très aiguës de cet organe, le contact de l'urine devient parfois si insupportable, que la vessie ne peut éprouver la moindre distension sans amener des souffrances intolérables. Le besoin d'uriner se renouvelle alors à chaque instant, et, dans certains cas, le liquide s'écoule à mesure qu'il arrive des reins, son séjour, même momentané, dans son réservoir, étant devenu impossible.

Chez les calculeux, l'incontinence peut avoir lieu, ou par l'effet d'une excitation intense que déterminent les concrétions urinaires, ou par suite de la désorganisation des parois de l'organe, qui s'épaississent, deviennent fibreuses, s'appliquent contre le corps étranger, et ne sont plus susceptibles de contraction.

Diverses causes mécaniques, telles que l'incision

du col de la vessie et l'extraction des calculs urinaires dans l'opération de la taille ; la présence de tumeurs fongueuses ou de concrétions engagées dans le col et la portion prostatique de l'urètre ; les ulcères de ces parties ; la pression que l'enfant exerce chez les femmes, vers la fin de la grossesse, sur le corps de la vessie ; les fistules qui font communiquer directement cet organe ou son col avec l'extérieur ou avec quelques organes voisins, comme le vagin ou le rectum, peuvent encore déterminer l'incontinence d'urine.

Il n'est pas rare, chez les enfants, de voir l'urine accumulée, durant la nuit, dans la vessie, alors peu ample et irritable, s'échapper involontairement pendant le sommeil ; il existe alors aux parois vésicales un état de sur-excitabilité, en même temps que de la faiblesse au col et aux muscles chargés de s'opposer à l'écoulement de l'urine. L'incontinence, bornée à ce degré, est incomplète et seulement nocturne, l'influence de la volonté suffisant pendant le jour pour retenir le liquide et pour ne le laisser échapper que lorsque le besoin de l'expulsion se fait sentir ; mais quelquefois aussi elle est complète, c'est-à-dire continuelle, les sphincters, d'une part, étant trop faibles, et, de l'autre, les parois de l'organe étant trop énergiques pour que le liquide puisse être retenu en quantité notable dans son réservoir.

Le premier de ces deux états, et parfois aussi le

second, se continuent, chez certains sujets, au-delà de l'époque de la puberté, et même pendant le reste de la vie, les malades tantôt inondant chaque nuit leur coucher, tantôt mouillant incessamment les vêtements qui les couvrent. Nous avons vu quantité d'individus atteints de cette infirmité dégoûtante ; ils portent généralement sur leur visage l'empreinte de la tristesse, de la honte, et il leur manque quelque chose sous le rapport de l'énergie cérébrale et de l'intelligence.

D'après ce qui précède, l'incontinence d'urine est bien plus souvent un accident, une conséquence de lésions étendues et profondes, qu'une affection primitive, dépendant d'un défaut de rapport entre les parois du réservoir et entre les muscles qui ferment son orifice. Cette considération doit généralement servir de règle au pronostic : l'incontinence produite par des causes passagères ou durables devra nécessairement disparaître promptement comme elles, ou se prolonger d'une manière indéfinie, ou bien enfin être entièrement incurable. Celle qu'on observe chez les enfants se dissipe ordinairement après la seconde dentition, ou plus tard, à l'époque de la puberté. Lorsque malheureusement elle persévère au-delà de cette époque, il est rare qu'on parvienne à la guérir. Dans tous les cas, l'état des sujets des deux sexes atteints d'incontinence d'urine est des plus déplorable, à raison de leur inévitable malpropreté, de l'odeur repoussante qu'ils exhalent, des inflammations et excoriations que le contact de l'urine détermine fréquemment sur les parties qu'elle baigne.

Le traitement de l'incontinence d'urine doit être approprié aux causes qui la produisent et l'entretiennent.

Dans les maladies aiguës ainsi que dans les affections cérébrales, on doit remédier à la distension de la vessie et à la sortie du liquide par regorgement, à l'aide du cathétérisme, qu'on réitère plusieurs fois dans les vingt-quatre heures, ou en laissant à demeure dans la vessie une sonde flexible en gomme élastique, dont on ouvre le pavillon à des intervalles suffisants.

Dans les cas de rétrécissement de l'urètre, de fistules, d'ulcères, de calculs vésicaux très volumineux ou engagés dans les parties reculées du canal excréteur, ce n'est qu'en détruisant ces affections que l'on peut obtenir la guérison de l'incontinence.

Chez les vieillards, l'incontinence due à la paralysie des sphincters ou de la vessie, est fort difficile à guérir. Si la vessie est dilatée, inerte, et fortement étendue vers l'ombilic, ce dont on s'assure par l'examen du bas-ventre et par l'exploration à travers le rectum, il est d'abord indispensable de la vider de l'urine qu'elle contient au moyen de la sonde. Cette opération sera répétée, ou la sonde sera laissée à demeure afin de prévenir une disten-

sion nouvelle. Des injections d'eau froide, d'eau mé-
langée avec le chlorure de soude, d'eaux minérales
sulfureuses et martiales, mitigées ou pures, ont
été ensuite faites avec avantage dans la vessie. Des applications de linges trempés dans de l'eau à la glace,
faites à l'hypogastre et au périnée, des douches à la
même température, dirigées sur ces parties, des
bains froids, sont assez souvent mis en usage avec
succès; mais le froid ne doit en général être employé qu'avec une grande réserve et beaucoup de
précautions chez les sujets âgés; de larges vésicatoires volants appliqués successivement sur le sa-
crum, le pubis et la région périnéale; des frictions stimulantes, aromatiques ou spiritueuses sur
les mêmes parties; des lavements rendus excitants
à l'aide du quinquina et d'autres substances analogues, conviennent presque toujours. A tous ces
moyens directs on ajoutera avec utilité l'usage intérieur des eaux minérales fortifiantes, des préparations amères, et même des doses prudemment
graduées de teinture de cantharides. Si l'ensemble
de ces moyens ne guérit pas, il soulage du moins
presque toujours, et souvent nous sommes parvenus, avec de la persévérance, chez des malades qui
avaient été regardés comme incurables, à séparer
les instants de l'émission urinaire par des intervalles
de plus en plus longs.

Chez les jeunes enfants, l'incontinence nocturne

n'exige guère d'autres soins que ceux qui consistent à les éveiller plusieurs fois pendant la nuit, afin de les faire uriner. Il conviendra aussi de les priver d'aliments et de boissons susceptibles d'exciter la sécrétion urinaire, et de leur défendre de boire pendant la soirée. Les bains froids, les frictions sèches ou stimulantes, les vésicatoires volants à la circonférence du bassin; à l'intérieur, les amers et les toniques, sont autant de moyens que l'on emploiera avec avantage, surtout s'il existe de la faiblesse générale, et si les tissus sont pâles, mous et abreuvés de sucs lymphatiques.

Après la puberté, la teinture de cantharides a été mise en usage avec succès, surtout chez les jeunes filles. Nous avons vu plusieurs fois l'excitation produite par le mariage guérir de cette infirmité, spécialement lorsque l'écoulement involontaire de l'urine n'avait lieu que la nuit; d'ailleurs les moyens que nous venons d'indiquer ne devront pas être négligés, quel que soit le sexe du malade; et l'on devra insister d'autant plus sur leur emploi que l'organisme offre durant la jeunesse de grandes ressources, et qu'il s'agit de rendre supportable une vie qui offre un long avenir.

Une remarque importante, déja faite par J. L. Petit, consiste à bien observer les circonstances qui accompagnent l'incontinence nocturne de l'urine parmi les enfants.

Les uns, en effet, dorment si profondément que le besoin ne les éveille pas, et que la vessie se vide sans qu'ils en aient la conscience : ceux-là, il faut les éveiller une ou plusieurs fois, et leur donner ainsi l'habitude de le faire.

On doit en agir de même envers ceux qui rêvent qu'ils urinent hors de leur lit et dans des lieux convenables.

Quant à ceux que la paresse peut retenir, les privations et les châtiments sont souvent suffisants pour les corriger, et la guérison ne s'opère que lorsque l'âge fait naître d'autres idées et développe le sentiment de l'amour-propre.

Quant à l'incontinence déterminée par l'excès d'irritabilité des parois de la vessie, les sphincters conservant leur énergie naturelle, on la distingue de celles dont il vient d'être question, à l'état habituel de rétraction de l'organe, à la vivacité avec laquelle le besoin se fait sentir, à la nécessité invincible d'y satisfaire instantanément, si l'on veut éviter que l'urine s'échappe involontairement, enfin à la douleur qui résulte des essais tentés pour laisser une quantité notable de ce liquide s'accumuler dans son réservoir. Dans ces cas, il faut recourir aux émollients, aux calmants, à de légers narcotiques, à des applications de sangsues faites au bas-ventre, au périnée, à l'anus, et principalement aux bains de siége prolongés. Il est rare qu'à l'aide de ces moyens on ne parvienne pas à soulager, si ce n'est à guérir.

Enfin, lorsque l'incontinence résiste aux traitements les mieux appropriés à la nature des causes qui la produisent, l'art doit s'efforcer d'en atténuer les effets.

Chez les jeunes sujets, et même chez les vieillards, on retient l'urine dans la vessie à l'aide de bandages compressifs, qui se placent à la verge, comme le compresseur à crémaillère, ou qui s'appliquent sous le pubis, derrière la racine de la verge.

Nous avons fait confectionner des anneaux de gomme élastique qui, excitant une légère pression autour de la verge, permettent aux malades qui s'en servent de garder le liquide pendant quelque temps. Winslow a conseillé un compresseur qui consiste dans une pelotte montée sur un ressort élastique, fixé lui-même à une ceinture semblable à celle des brayers, et qui vient agir sur le canal de l'urètre à l'endroit où le pénis se dégage du scrotum.

Lorsque les bandages ne peuvent être supportés ou ne réussissent pas, il faut recourir à des vases en caoutchou, soutenus par une ceinture s'appliquant à l'une des cuisses du sujet, et dans lesquels la verge verse continuellement l'urine.

Chez les femmes, la compression du canal est souvent impraticable, et les vases sont plus difficiles à appliquer et à maintenir; aussi l'incontinence d'urine est-elle pour elles une infirmité plus insupportable encore que pour les hommes. Beaucoup préfèrent des éponges et du linge pour absorber l'urine, ou bien un pessaire, soit en gomme élastique, soit de taffetas gommé, disposé en urinal, afin de recevoir le liquide à mesure qu'il s'écoule.

Les vieillards atteints de cette affection doivent éviter l'air froid et humide, avoir la précaution d'être toujours bien vêtus, ne point faire usage de farineux et autres aliments difficiles à digérer, ni des spiritueux de manière à en abuser ; ils doivent aussi éviter de rester trop long-temps au lit, surtout dans un lit chaud; se livrer à un exercice modéré; se faire pratiquer chaque jour des frictions sur la région hypogastrique et sur les parties voisines de cette région ; fuir les assemblées nombreuses; se priver des travaux qui exigent une grande application; s'interdire enfin tout ce qui peut les empêcher d'obéir au besoin impérieux d'uriner aussitôt qu'il se fait sentir.

CHAPITRE VI.

De l'hématurie ou pissement de sang.

L'hématurie est une émission par l'urètre d'une quantité de sang plus ou moins considérable, provenant de l'intérieur des voies urinaires.

Le médecin doit s'attacher d'abord à reconnaître son existence, et ensuite déterminer d'où elle provient, ainsi que la nature des lésions qui l'occasionnent.

Dans une foule de cas, il n'est pas toujours facile de prononcer si l'hématurie a pris son existence dans le canal, la vessie ou les reins. Pour y parvenir, on ne saurait apporter trop d'attention à l'examen des liquides rendus, ainsi qu'à l'analyse des symptômes qu'éprouvent les malades.

D'abord la coloration de l'urine en rouge, ou même en brun, ne suffit pas pour déceler sûrement la présence du sang dans ce liquide. Il est très commun de voir des malades s'abuser à ce sujet, et s'obstiner à croire qu'ils ont rendu du sang, bien qu'ils n'aient émis qu'une urine peu abondante, rougeâtre, briquetée ou saturée des matières animales et des sels qu'elle doit contenir.

Lorsque le sang est en grande proportion dans l'urine, et plus encore lorsqu'il sort presque pur, le diagnostic de l'hématurie ne saurait offrir d'obscurité. Le sang conserve alors la teinte qui lui est propre : il trouble la transparence de l'urine avec laquelle il sort, puis forme au fond du vase un dépôt de matière colorante et de fibrine, doux au toucher, qui n'a rien de pulvérulent, et que son aspect seul fait aisément reconnaître.

Lorsqu'il est entièrement pur, il se coagule au-dehors, à peu près comme à la suite de la saignée, il se prend en masse, et présente un ou plusieurs caillots plus ou moins compacts, nageant dans des quantités variables d'urine et de sérosités.

Dans d'autres circonstances, il sort de l'urètre sous la forme de caillots déja concrétés, fibrineux, solides, qui en ont imposé à des observateurs superficiels, et ont été pris pour des vers.

Il n'est pas très rare que ces caillots, ayant séjourné dans l'urètre, soient creusés par le passage de l'urine, et sortent sous la forme de tubes plus ou moins larges, qui représentent assez bien les dimensions de ce canal.

Les causes de l'hématurie sont ordinairement des lésions matérielles, développées dans l'intérieur des voies urinaires, et qui ne déterminent qu'accidentellement le mélange du sang avec l'urine. C'est ainsi que la présence de la pierre dans la vessie, que les ulcérations, que les fongosités des parois et surtout du col de cet organe, que les calculs arrêtés dans les reins et dans les uretères, occasionnent fréquemment la rupture de vaisseaux sanguins plus ou moins considérables, ou des exhalations sanguines abondantes. Dans ces divers cas, le pissement de sang est presque habituel, ou se reproduit à des intervalles irréguliers, quelquefois sans cause déterminante appréciable, et, dans d'autres circonstances, à la suite des stimulations les plus légères.

Les inflammations très vives des reins, et surtout de la vessie, déterminent l'exhalation de quantité très considérable de sang dans l'intérieur de ces organes. Ce liquide remplace pour ainsi dire l'urine dans quelques néphrites très intenses, et sort du canal de l'urètre à demi coagulé, ou même se coagule dans la vessie, dont il excite violemment les contractions.

Nous avons vu quelques malades chez qui l'hémorrhagie des voies urinaires et le mélange du sang à l'urine s'opéraient avec une grande facilité sans altération profonde des tissus, sans lésion préalable, et par l'effet d'une congestion si peu douloureuse qu'elle était à peine sentie. C'est ainsi que des femmes âgées voient quelquefois des pissements de sang, plus ou moins abondants et durables, se renouveler à certaines époques, et remplacer les règles supprimées depuis long-temps. Chez les hommes, l'hématurie a quelquefois remplacé les hémorrhoïdes, affectant la même périodicité dans ses retours, et exerçant sur la santé générale la même influence.

L'hémorrhagie urétrale est assez facile à distinguer, parce que le sang s'écoule continuellement, ou du moins sans que le malade fasse des efforts pour uriner; parce qu'il sort pur sans mélange d'urine, et parce que, lorsque celle-ci est émise à son tour, par suite de la sécrétion des reins et de la réplétion de la vessie, elle est claire, limpide, ou du moins exempte de coloration sanguine intense. La petite quantité de sang qu'elle entraîne en passant par l'urètre ne suffit pas pour la charger notablement, et ne l'empêche pas d'offrir un contraste évident avec le sang qui précédait sa sortie, et qui s'écoulera encore après son expulsion.

L'hématurie vésicale est presque toujours accompagnée de douleurs intenses ou obscures dans la région du bas-ventre, et de pesanteur vers le col de la vessie; quelquefois des frissons marqués la précèdent. Le sang n'est ordinairement pas alors intimement mélangé avec l'urine; il forme souvent, au contraire, des caillots distincts, irréguliers, nageant dans un liquide d'ailleurs clair ou très faibleblement coloré, et qui se précipite isolément au fond du vase. Cette disposition annonce que l'exhalation s'est faite sur quelques points isolés, alors que la vessie contenait déja une urine limpide, et sans que le mélange du sang avec celle-ci ait eu le temps de s'opérer complétement.

Lorsque l'hématurie provient des reins, la vessie et l'hypogastre sont libres; mais de la douleur, de la tension, de l'embarras, existent à la région des lombes. Il est très rare que la souffrance des organes sécréteurs ne soit pas l'effet d'un accident local. Le sang sort intimement mélangé à l'urine, distillé goutte à goutte; et, cheminant avec elle le long de l'uretère, il s'y incorpore pour ainsi dire, et parvient ainsi dans la vessie. Alors même qu'il se coagule dans ce réservoir, une grande quantité de sa matière colorante reste en suspension, et communique une teinte très foncée à la masse entière.

Ces caractères ne sont que peu affaiblis par l'arrivée d'une urine claire et limpide par le rein demeuré sain, lorsque la matière n'affecte que l'un de ces organes, par la raison que les deux liquides, parvenant dans la vessie avec lenteur, par gouttes, et à travers des ouvertures très rapprochées, ne manquent pas de se mélanger intimement, et de former un tout homogène.

Ainsi que nous l'avons déja indiqué, la quantité du sang fournie par le rein peut être très considérable, et remplacer en quelque sorte l'urine. Si, dans ces cas, on sonde le malade, qu'il n'y ait ni obstacle ni ulcération au canal, l'instrument pé-

nètre sans difficulté comme sans douleur dans la
vessie, qui se vide plus ou moins difficilement,
selon le degré de cohésion de la masse qu'elle ren-
ferme. Lorsque ses parois sont revenues sur elles-
mêmes, le sang ne tarde pas à reparaître comme
précédemment, et est rendu de nouveau sans que
la poche d'où il s'échappe soit le siége de phénomènes appréciables d'excitation.

L'hémorrhagie urétrale résulte ordinairement des
déchirures faites à l'urètre, pendant l'introduction
des sondes et des bougies. Il ne faut pas oublier,
dans le traitement des maladies de l'urètre, que les
rétrécissements s'accompagnent assez souvent de
l'inflammation chronique et du ramollissement des
parois de ce canal, qui alors offrent moins de résistance, et se laissent plus facilement pénétrer que
dans l'état sain.

Ici, les circonstances antécédentes ne peuvent
laisser de doute sur la cause de l'hématurie, et la
profondeur à laquelle l'extrémité de l'instrument
vulnérant a été portée, indique également d'une
manière certaine le point où la blessure a eu lieu.

Le bulbe est le siége le plus ordinaire de ces
lésions.

L'hémorrhagie urétrale succède encore quelquefois à la sortie difficile et douloureuse de calculs
engagés dans l'urètre, et résulte des éraillements
produits par les aspérités de ces corps étrangers

contre la membrane muqueuse. Lorsque le sang est exhalé, dans les cas de blennorrhagie très intense, la douleur atroce que le malade éprouve, ajoutée aux autres signes de l'urétrite, ne permet pas de méconnaître cette origine.

Dans la vessie, diverses lésions peuvent occasionner l'hématurie; nous avons déja parlé des calculs urinaires, des ulcères et des fongosités de cet organe. Les signes qui annoncent l'existence de ces maladies se manifestent alors, et l'hémorrhagie vésicale, toutes les fois que le sujet se livre à des exercices fatigants, ou qu'il éprouve des secousses violentes et prolongées, ne fait qu'ajouter un nouveau degré de certitude aux conséquences qu'on en déduit.

L'hématurie, qui accompagne l'inflammation très aiguë de la vessie, survient ordinairement en même temps qu'une fièvre intense, de l'agitation, des douleurs hypogastriques intolérables, et d'autres symptômes caractéristiques de la maladie, toujours grave alors, du réservoir de l'urine.

C'est à l'excitation vive, mais non encore parvenue au degré de l'inflammation, de l'intérieur des voies urinaires et surtout de la vessie, qu'il faut rapporter une autre sorte d'hématurie assez fréquente dans les pays chauds, à la suite de grandes fatigues, et chez les individus qui sont restés long-s à cheval, comme les soldats de cavalerie, et

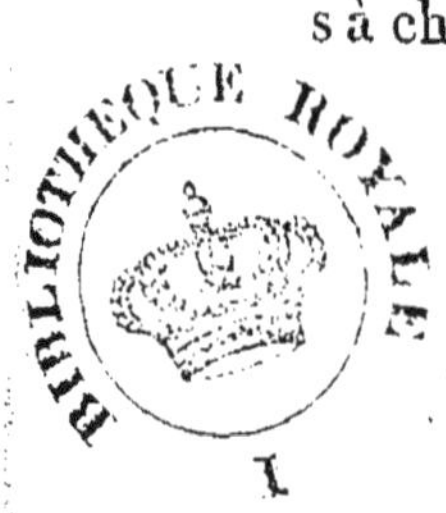

principalement les courriers. Dans ces cas, la sécrétion urinaire diminue, l'urine devient épaisse,
rouge, chargée de sels, quelquefois sanguinolente.
Elle occasionne au col de la vessie et à l'urètre,
lorsqu'elle les traverse, une sensation pénible d'ardeur et de brûlure. Les mêmes causes d'excitation
continuant d'agir, la vessie devient le siége de
douleurs vives, qui se propagent à l'extrémité du
gland; les envies d'uriner se rapprochant, les contractions du périnée sont très douloureuses, et les
dernières gouttes du liquide sont formées de sang
pur. L'hématurie précède alors le catharre aigu ou
cystite, qui ne tarde pas à se développer, si le
malade ne peut recourir aux moyens susceptibles
de la prévenir, en apaisant l'irritation des voies
urinaires.

Nous voyons l'introduction des bougies et des
sondes occasionner si souvent et si facilement la sortie du sang, que nous ne pouvons plus nous refuser
à reconnaître la fragilité des digues qui le retiennent.
Le canal de l'urètre, à la suite de très anciens rétrécissements, devient le siége de développements
veineux superficiels parfois considérables; souvent
même nous rencontrons des varices au col de la
vessie ou à son bas-fond. En effet, sur plusieurs
sujets qui croient succomber à la suite d'affections
graves des voies urinaires, nous avons rencontré
les tissus muqueux de l'urètre ramollis, les vaisseaux

tellement développés que nous n'avons plus été surpris de la facilité avec laquelle le sang sortait, après les plus faibles tentatives pour pénétrer au-delà des nombreux rétrécissements dont ils étaient atteints.

En général, le sang qui sort dé la vessie saine, ou du moins exempte d'inflammation catharrale ou d'ulcère, est pur ou seulement mélangé à l'urine; celui qui s'écoule d'un organe placé dans d'autres conditions est toujours accompagné, au contraire, soit de pus, soit de mucosités plus ou moins abondantes, fétides, sanieuses ou puriformes.

L'hématurie des reins n'a jamais lieu que par suite du ramollissement et de la profonde altération du tissu de ces organes, ou de l'état pierreux de la vessie. Le diagnostic ne peut alors que constater l'affection des parties irritées; et si la sortie anté-rieure de graviers ou de petits calculs semble per-mettre de penser que la maladie consiste dans la rétention de corps de ce genre, cette donnée est peu constante, et ne peut servir de base qu'à des conjectures appuyées de probabilités plus ou moins grandes.

Il en est de même de l'hématurie des uretères. Ces canaux sont trop peu vasculeux pour fournir facilement du sang; et lorsque cela a lieu, c'est presque toujours par suite de la rétention des calculs, qui déterminent des douleurs locales intenses, dirigées des reins dans la vessie, et dont l'existence ne laisse que peu de doutes sur la nature de la maladie.

L'hématurie, quelle que soit sa source, s'accompagne rarement par elle-même d'accidents graves. Presque jamais, elle ne devient assez abondante pour menacer la vie, et pour déterminer les phénomènes caractéristiques des hémorrhagies internes excessives.

Nous avons vu cependant la déchirure du bulbe urétral devenir mortelle.

En général, le pronostic de l'hématurie doit être fondé moins sur l'écoulement sanguin que sur l'appréciation des lésions de tissu qui peuvent l'occasionner, et dont malheureusement plusieurs sont au-dessus des ressources de l'art, tandis que d'autres, comme les rétrécissements du canal, les calculs urétraux et vésicaux, réclament la pratique d'opérations plus ou moins graves.

Le traitement de l'hématurie, on le voit, est donc bien plus souvent celui des lésions qui l'occasionnent, que celui de l'écoulement sanguin qui la constitue.

Lorsque l'hématurie succède à la brusque suppression des menstrues et des hémorrhoïdes, il importe de rappeler au plus tôt ces évacuations à l'aide de sangsues placées à la vulve ou à l'anus, de vapeurs légèrement excitantes dirigées dans le vagin, et d'autres médications analogues.

Celle qui, chez les vieillards, est devenue habituelle, et supplée périodiquement à une hémorrhagie qui a depuis long-temps cessé, doit être respectée : il suffit de modérer la quantité de sang fournie à chaque évacuation, et de la proportionner aux forces du sujet, ainsi qu'aux besoins de l'organisme.

Lorsque cependant l'hématurie devient trop abondante, il importe, quelle que soit son origine, de la combattre autrement. Si de la chaleur, de la douleur et d'autres phénomènes d'excitation existent dans la partie d'où le sang provient, en même temps que le pouls est fort et développé, des évacuations sanguines, générales ou locales, proportionnées aux forces du sujet, devront être pratiquées; des bains, des applications émollientes, des boissons délayantes acidulées, seront employés avec avantage. Le malade devra garder un repos absolu, et être soumis à une abstinence sévère.

Lorsque, au contraire, l'hématurie est excessive sans que le sujet éprouve de stimulation locale appréciable, si surtout il est débile et déja épuisé par la perte de beaucoup de sang, il importe de recourir aux fomentations froides, aux lavements froids, aiguisés de vinaigre, aux injections de même nature dans la vessie ou dans l'urètre, qui sont presque exclusivement le siége de ces exhalations très abondantes, et d'ajouter à ces moyens locaux des boissons froides, avec addition d'acide sulfurique, afin de les rendre plus actives et plus astringentes. Mais, ainsi que nous l'avons déja dit, il est rare que l'hématurie acquière le degré de gravité qui rend nécessaire l'emploi d'un traitement aussi énergique.

Lorsque le sang, porté des reins dans la vessie, ou versé en grande quantité dans ce réservoir, s'y coagule, il arrive quelquefois que les caillots obstruent le col de l'organe, s'opposent à la sortie du liquide, et déterminent ainsi la rétention d'urine. La vessie alors s'élève vers l'hypogastre, des douleurs s'y développent, les envies d'uriner, ainsi que les efforts infructueux destinés à la satisfaire, se multiplient, et l'état du malade peut devenir très alarmant. Il faut alors recourir sans retard au cathétérisme, pratiqué avec une sonde en gomme élastique de gros calibre, et si cette opération ne suffit pas pour vider la vessie, on poussera dans cet organe des injections réitérées d'eau tiède, afin de diviser, de dissoudre et d'entraîner les matières qui l'obstruent.

Nous avons rencontré l'hématurie chez des jeunes gens de dix-huit à vingt ans adonnés à la masturbation, et chez des adultes qui faisaient de fréquents excès de coït.

On conçoit que, dans ces cas, on ne peut guérir ces hémorrhagies sanguines que par la continence et la privation complète des causes qui l'avaient provoquée.

L'usage du petit-lait, des boissons douces et mucilagineuses prises en grande quantité, la diète végétale, la dissolution de gomme arabique et celle de gomme adragant, sont des moyens toujours suivis de bons effets.

Il faut aussi combattre les constipations à l'aide de doux minoratifs; la décoction d'*uva ursi,* celle de vieilles orties, contribuent également à la guérison de cette espèce d'hématurie.

CHAPITRE VII.

De la glande prostate et de ses maladies.

La glande prostate peut devenir le siége de plusieurs maladies fort graves : tels sont les abcès, l'engorgement chronique et les tumeurs squirrheuses qui peuvent se développer sur la portion de cet organe située au-dessous du col de la vessie.

Les maladies de la glande prostate sont plus fréquentes chez les vieillards que chez les adultes; nous devons le répéter encore ici, les causes les plus ordinaires des affections variées sont les rétrécissements du canal de l'urètre, les anciennes blennorrhagies, et le virus syphilitique.

On établit le diagnostic de cette maladie lorsque celui qui en est atteint éprouve une pesanteur et une grande chaleur vers le col de la vessie. Quand le malade va à la garde-robe, il sent un poids incommode et douloureux qui pèse sur le rectum, et qui semble s'opposer à l'excrétion des matières fécales. S'il veut uriner, l'urine ne sort que difficilement et lui paraît brûlante.

Quand la maladie existe depuis un peu de temps, l'introduction du doigt dans le rectum fait sentir que la glande a acquis beaucoup de développement; elle est parfois plus volumineuse qu'un œuf des plus gros. Si l'on veut sonder le malade avec une algalie soit en argent, soit en gomme élastique, la présence de cet instrument cause de telles douleurs, que souvent le médecin est obligé d'y renoncer. Dans ces cas, nous voyons les bougies les plus fines venir constamment buter contre la portion transverse de la glande prostate, qui, par son volume, dévie le canal et bouche l'orifice de la vessie.

L'engorgement chronique de cette glande a presque toujours une marche lente. Souvent, lorsqu'on s'en aperçoit, il existait depuis plusieurs années; et il arrive même que des malades, attribuant leurs douleurs à toute autre cause, ne sont détrompés que quand la glande prostate est déja squirrheuse.

La tumeur peut être avancée et déja fort développée lorsque le malade ressent de la chaleur et de la pesanteur à l'anus. Lorsqu'il accuse une espèce de fourmillement dans toute l'étendue du canal, il y a alors émission difficile et douloureuse du liquide urinaire, envie fréquente d'uriner; le jet n'est point formé, l'urine ne sort que goutte à goutte ou par un filet, qui, en se contournant, tombe perpendiculairement sur les souliers.

Il est rare que le catarrhe vésical ne vienne pas compliquer cette fâcheuse position.

Si l'on veut sonder le malade, le bec de l'instrument est arrêté près du col de la vessie : en introduisant l'indicateur dans le rectum, on sent au-dessus de cet intestin une tumeur dure, arrondie, résistante, parfois douloureuse au toucher.

Si nous voyons si souvent les maladies de la glande prostate méconnues, c'est parce que les médecins qui sont consultés négligent cette exploration par le rectum, laquelle est le seul moyen de s'assurer de l'état de cet organe, et de ne pas se méprendre sur ses diverses altérations.

Lorsque le mal fait des progrès, les douleurs deviennent intolérables; le malade ne va que difficilement à la garderobe; il éprouve un sentiment de déchirement, de pesanteur et de tiraillement dans les parties affectées, et lors même qu'il ne rend pas d'excréments, il lui semble qu'une masse considérable de matières va s'échapper par l'anus.

Dans les cas où l'introduction de la sonde est impossible, il peut fort bien survenir une rétention complète d'urine. Ces affections demandent donc à être conduites, de la part de l'opérateur, avec beaucoup de prudence et d'habileté. Si les bougies à mèches ou à extrémité soyeuse ne pénètrent point, on doit employer les sondes en gomme élastique très recourbées, parce que le col de la vessie, par suite de la tumeur de la glande, se trouve plus élevé que dans l'état ordinaire, et que le cul-de-sac de la prostate est plus prononcé.

Nous nous sommes bien trouvé maintes fois des injections émollientes et sédatives, qui pénètrent presque constamment dans l'organe urinaire. Elles amollissent insensiblement la tumeur de la glande, agrandissent le passage, et le préparent très bien à recevoir, quelques jours plus tard, le bec des sondes du plus fort calibre.

C'est dans ce genre de maladie que nous recommanderons à nos confrères de s'abstenir de forcer l'obstacle; de ne jamais employer la sonde conique, car le bec pointu de cet instrument sent bien moins la résistance que lui opposent les tissus, et peut les traverser de part en part sans que l'opérateur en ait la conscience. Nous insistons donc pour que l'on s'en tienne à une dilatation mécanique au moyen

des bougies à pointes affilées, et mieux encore des
sondes courbes en gomme élastique, et à l'usage des
injections forcées.

Quand les engorgements de la prostate ne sont
pas très anciens, et n'ont point encore passé à l'état
squirrheux, il existe plusieurs moyens pour en obtenir la résolution.

Si ces tumeurs naissantes tiennent à une affection
vénérienne ou dartreuse ancienne, qui n'a pas été
combattue dans le temps avec efficacité; on retirera
de bons effets d'un traitement sudorifique prolongé,
des bains gélatineux, et des frictions mercurielles
faites sur le périnée et portées par le rectum jusque
sur l'organe malade.

Nous avons retiré parfois des avantages très marqués d'un exutoire placé, soit aux cuisses, soit, et
mieux encore, au périnée, surtout lorsque le malade, atteint de cet engorgement de la glande, a été
sujet aux dartres.

Lorsque la glande est squirrheuse, elle peut acquérir un volume considérable; c'est là communément ce qui arrive à tous les malades qui négligent,
pendant des années, de s'adresser à un praticien
éclairé sur une affection qui probablement, prise
dès son début, et traitée avec soin par des demi-
bains émollients, par une ou deux applications de
sangsues faites à propos, par l'introduction pendant une heure, chaque jour, d'une de nos sondes

courbes à bout olivaire, aurait été très bien guéri.

Mais la maladie arrivée à cette période de chro-nicité, nous voyons la glande prostate perdre sa force par suite du volume qu'elle acquiert : tantôt elle s'arrondit, tantôt elle s'alonge, ou bien elle s'aplatit grossissant en tous sens.

A l'ouverture des malades qui avaient succombé à la suite de cette affection, qui toujours entraîne avec elle une complication de maux, nous avons trouvé son tissu dur, compact; le scalpel ne l'en-tamait qu'avec peine, ayant acquis la dureté du cartilage; d'autres fois, un foyer purulent était ren-fermé dans son intérieur.

Les tumeurs et les gonflements squirrheux de la prostate sont très fréquents chez les vieillards, sur-tout chez les hommes de cabinet, qui, en général, prennent peu d'exercice, et qui ont contracté la funeste habitude de garder trop long-temps les urines dans la vessie. L'existence de cette affection est bien souvent méconnue: elle constitue une des maladies les plus graves qui puissent attaquer la vieillesse, sans même en excepter la pierre, dont elle présente plusieurs des symptômes.

M. D..., âgé de soixante ans, atteint d'un engor-gement considérable à la glande prostate, se plai-gnait de ressentir des pesanteurs à l'anus et au pé-rinée; il était persuadé qu'il existait chez lui un calcul qui, logé dans le col de la vessie, interrompait le jet des urines. A chaque instant il éprouvait le besoin d'uriner, parce qu'il ne vidait jamais complétement sa vessie, et qu'outre cette maladie un catarrhe vésical était venu compliquer sa position critique; ses urines étaient chargées de mucosités, et déposaient au fond du vase un sédiment épais et purulent.

Ce malade était, en outre, affecté d'une double hernie, provenant des efforts qu'il était obligé de faire depuis long-temps pour expulser le liquide urinaire : toutes les fois qu'il voulait satisfaire ce besoin ou aller à la garderobe, une chaleur brûlante se faisait ressentir dans la région de la glande prostate ; cette douleur se propageait jusqu'au bout du gland et dans l'intérieur de l'anus. Ce n'est qu'avec le passage habituel des bougies et des sondes courbes et un traitement approprié que nous avons eu, au bout de deux mois, la satisfaction de soulager sa situation douloureuse.

Cette affection est beaucoup moins rare qu'on ne l'avait pensé jusqu'à ce jour ; nous la rencontrons maintes fois sur des malades qui sont depuis plusieurs années atteints de rétrécissements du canal de l'urètre ou qui ont la pierre.

M. L.... croyait à l'existence d'une pierre ; la nature des douleurs qu'il accusait avait laissé croire aux médecins qui avaient été consultés et qui n'avaient pu le sonder, qu'il pouvait bien se trouver un calcul dans la vessie. Il appela successivement plusieurs de nos collègues s'occupant du traitement des maladies des organes génito-urinaires : tous proposèrent l'introduction de la sonde ou des bougies, que M. L... repoussa constamment, redoutant beaucoup cette simple et peu douloureuse opération. Il ajourna donc un traitement qui, de jour en jour, devenait plus urgent et plus difficile. Ce ne fut qu'au mois de juin 1832 que, les difficultés à uriner ayant considérablement augmenté, et les besoins d'expulsion se succédant à des intervalles très rapprochés, le tout joint à de grandes souffrances dans le trajet du canal, M. L... se décida à se confier à nous.

La bougie de cire, que nous cherchâmes à faire pénétrer jusqu'à la vessie, vint buter contre la glande. Nous ne fûmes pas plus heureux lorsque nous eûmes recours aux sondes en argent ou en gomme élastique. Plusieurs praticiens distingués, qui furent tour à tour consultés, échouèrent dans leur tentative de cathétérisme. Ce ne fut que par des demi-bains, des injections émollientes et l'introduction des bougies à mêches, que nous parvînmes à entrer dans le réservoir de l'urine. L'exploration par le rectum nous fit connaître que la glande était dure, déprimée, et avait, par son volume, tout-à-fait dévié le canal.

Le même cas s'est renouvelé chez M. le baron

F. de B........, député des Bouches-du-Rhône : l'ayant reconnu atteint d'un engorgement de la glande, nous eûmes recours aux bains, aux injections forcées, et à des tentatives fréquemment réitérées avec les bougies courbes, tout-à-fait mousses à leur extrémité. Ce malade se rebutait de tant de lenteur ; il manda auprès de lui M. le professeur Marjolin, qui, après avoir passé la sonde et s'être assuré de la difficulté qu'il y avait à la faire avancer au-delà de l'organe affecté, et du danger qui pourrait en résulter pour le malade, l'engagea fortement à persister dans le traitement prudent que j'avais adopté, l'assurant qu'avant peu nous arriverions à la vessie.

Le pronostic de cet habile praticien ne manqua pas de se vérifier. Au bout de quelques jours nous parvînmes à passer une sonde en gomme élastique n° 8, et successivement celles du plus fort calibre arrivèrent dans le réservoir de l'urine; le catarrhe vésical dont M. de B... était atteint depuis long-temps ayant persisté, le malade se décida à prendre l'avis de M. Civiale, qui, explorant sa vessie avec cette dextérité qui lui est familière, trouva, dans le bas-fond de l'organe dilaté, plusieurs petits calculs qui ont été brisés en quelques séances.

Je ne pense pas que ce malade soit à l'abri de voir son catarrhe prendre un caractère chronique. Il a été trop long-temps et trop douloureusement affecté pour qu'il obtienne guérison complète; néanmoins il est mieux, et ses besoins d'uriner sont beaucoup moins fréquents.

Précédemment il avait aussi consulté MM. Amussat et Pasquier, praticiens qui occupent un rang distingué parmi les hommes de l'art, et qui, livrés à la spécialité des maladies des voies urinaires, ont fait faire un pas à la science, tout en rendant de grands services à l'humanité : l'un et l'autre avaient été d'avis de recourir aux bougies et à une dilatation douce et mécanique, rejetant, comme nous, les moyens violents qui avaient été proposés par d'autres chirurgiens.

M. D..., d'Étampes, qui, pendant trente années, a occupé une place dans l'enregistrement, était à peu près dans le même état : chez lui, il y avait complication. Il existait, à cinq pouces du méat urinaire, un fort rétrécissement; l'engorgement de la glande et un catarrhe vésical faisaient beaucoup souffrir ce malade, auquel nous portions le plus vif intérêt et le plus sincère attachement.

Ce malade était venu se mettre entre nos mains pendant le temps que le choléra décimait la capitale; nous ne pûmes lui donner que des soins incomplets, bientôt interrompus, ayant été frappé par l'épidémie régnante.

Dès que nous pûmes reprendre son traitement, le rétrécissement du canal disparut en peu de temps, à l'aide de trois légères cautérisations et de la dila-

tation par les bougies en cire; mais l'engorgement
de la glande persista, et réclama l'introduction réi-
térée des bougies en gomme élastique et des sondes
courbes. Cet organe était si douloureux, le malade y ressentait une telle chaleur mordicante, que,
lorsque la bougie ou la sonde venait à passer sur ce
corps dur et squirrheux, un tremblement général
s'emparait de lui; il comparait nos introductions à
du feu qu'on lui aurait promené le long du canal.
Peu à peu cette excessive sensibilité diminua; les
bougies et les sondes arrivaient avec facilité jusqu'à
la vessie. Quelques injections pratiquées dans le
réservoir de l'urine ont amélioré cette position;
mais le catarrhe vésical, la complication inévitable
chez tous ceux qui sont assez ennemis d'eux-mêmes
pour reculer d'année en année la guérison d'un rétrécissement de l'urètre dont ils auraient pu être
débarrassés en peu de temps, s'empara de notre
malade, et tous les moyens réunis que nous avons
mis en usage n'ont pu rendre à sa vessie le ressort
qu'elle a perdu. Les urines n'en sortent que par un
jet qui se fait attendre, et tombe perpendiculairement; elles déposent une matière épaisse et des
glaires qui obstruent parfois le conduit, et répandent au loin une forte odeur ammoniacale.

Le malade ne se soutient qu'en ne s'écartant pas
d'un régime sévère, et en mettant exactement en

pratique tous les petits moyens de soulagement que nous lui avons prescrits.

Les pilules de térébenthine, d'acétate de plomb et d'extrait de jusquiame; les demi-lavements opiacés; les injections émollientes et sédatives rendues légèrement toniques par l'addition des eaux de Jouy et de Vichy; les frictions sèches et aromatiques pratiquées le long des reins, des cuisses et sur la région hypogastrique; l'application d'un exutoire (après avoir essayé de la pommade stibiée en friction, qui n'a point eu l'effet que nous en attendions, et que maintes fois nous avons vu échouer entre des mains plus habiles que les nôtres); les boissons adoucissantes et détersives, parfois rendues diurétiques et toniques : voilà quel a été le traitement employé pour prolonger l'existence et en même temps pour soulager les souffrances de ce malade ; et nous avons été assez heureux pour réussir. Les injections surtout ont été fort utiles comme servant à délayer les glaires qui s'amoncelaient dans le réservoir de l'urine, et qui obstruaient le cours de ce liquide.

Le docteur Carrier, praticien aussi modeste qu'éclairé, a vu M. D... pendant son séjour à Paris, et a pu par lui-même vérifier l'exactitude du pronostic que nous avions porté sur le malade. Nous en dirons autant de notre jeune et intéressant confrère d'Étampes, M. Martin, élève distingué de l'hôpital de la Charité, qui, exerçant son honorable profession dans la même ville que M. D..., continue à lui donner des soins aussi affectueux qu'utiles.

CHAPITRE VIII.

De la blennorrhagie, des engorgements des testicules, et de leur traitement.

Il devait entrer dans le plan de cet ouvrage, destiné spécialement aux rétrécissements de l'urètre, d'indiquer le traitement rationnel de la blennorrhagie, de ces écoulements mucoso-purulents qui se manifestent à la membrane muqueuse génito-urinaire chez les deux sexes, et qui, mal guérie, amène presque constamment ces coarctations de l'urètre, et ces douloureuses rétentions d'urine qui en sont la suite.

Description et caractère de ces maladies.

La blennorrhagie, appelée aussi urétrite par les médecins, vulgairement gonorrhée et chaude-pisse, reconnaît trois sortes de causes immédiates ou déterminantes : 1° des causes purement physi-

ques; 2° des causes chimiques; 3° une cause virulente, la contagion.

Entre deux individus, dont les parties génitales
sont d'ailleurs parfaitement saines, les excès vénériens peuvent produire chez l'un des deux, ou chez
tous les deux à la fois, une blennorrhagie plus ou
moins intense : c'est un fait que nous avons eu l'occasion de vérifier plusieurs fois, et que le savant
praticien, M. Cullerier, placé à la tête de l'Hospice
des Vénériens, a mainte fois observé comme nous.
Les exemples n'en sont pas rares, et ce professeur
nous a cité une jeune fille, jouissant en apparence
de la plus belle santé, n'ayant jamais eu d'affection
syphilitique, et qui néanmoins donnait la blennorrhagie à tous ceux qui avaient commerce avec elle.

On compte encore parmi les causes purement
physiques qui peuvent déterminer des écoulements, l'équitation, lorsque la région périnéale est
soumise à des compressions et à des frottements
plus ou moins douloureux; la présence de calculs
dans la vessie, et surtout les rétrécissements et
coarctations de l'urètre; l'introduction des bougies;
le séjour trop prolongé des sondes; enfin tout ce
qui peut irriter mécaniquement le canal ou les parties avec lesquelles il est en relation directe ou sympathique. Mais ces écoulements ont rarement un caractère malin; ils cessent facilement quand on fait
disparaître la cause qui les produit et les entretient.

Les irritants chimiques suscitent également l'in-flammation de la membrane muqueuse génito-urinaire. MM. Cullerier et Ratier, dans diverses expériences qu'ils ont faites, ont déterminé une inflammation aiguë du canal de l'urètre avec écou-lement, en faisant de simples injections d'eau aigui-sée avec l'ammoniaque liquide.

On peut ranger dans la même classe les produits de sécrétions devenues accidentellement irritantes en vertu de conditions qu'il n'est pas toujours facile d'apprécier, mais parmi lesquelles la décom-position de ces produits, chez les personnes qui négligent les soins de propreté, et la recrudescence de l'inflammation des membranes qui les fournis-sent, paraissent tenir le premier rang. Il est très fréquent de voir la blennorrhagie se montrer chez ceux qui ont eu commerce avec des femmes pen-dant l'époque de leurs règles, et plutôt avec des per-sonnes affectées de leucorrhée ou flueurs blanches.

Enfin la cause considérée dans le monde, et même parmi beaucoup de médecins, comme la plus com-mune, et qui, probablement, l'est beaucoup moins qu'on ne le croit en général, c'est l'application de produits de sécrétion morbide, provenant d'ulcères vénériens ou de membranes muqueuses enflam-mées par cette même cause.

On a longuement discuté la question de savoir si les matières sécrétées à la surface d'un chancre pouvaient déterminer une blennorrhagie, et si la matière de la blennorrhagie peut, à son tour, donner naissance à des chancres.

D'après ce que nous avons vu, il est possible de résoudre d'une manière absolue cette question.

Nous pensons qu'en effet il y a des blennorrhagies qui peuvent produire des chancres, et que des individus affectés de chancres peuvent ne communiquer que des écoulements; mais ce fait restera stérile pour la pratique tant qu'on n'aura pas le moyen de distinguer la blennorrhagie vénérienne de celle qui ne l'est pas.

On ne sait trop à quelle classe de causes rapporter l'abus de la bière, qui, dit-on, détermine souvent un écoulement muqueux par l'urètre qui se guérit promptement en faisant boire un peu de vin ou d'eau-de-vie aux malades, et, avant tout, en les engageant à supprimer l'usage immodéré de la bière. Cette blennorrhagie, qui ne s'observe point dans notre pays, est au reste la plus bénigne de toutes.

Quelle que soit la cause à laquelle se rapporte la blennorrhagie, ses symptômes sont les mêmes, et, jusqu'à présent au moins, ne présentent aucun caractère spécial propre à en faire reconnaître l'origine.

Voici comment les choses se passent ordinairement :

Chez l'homme, à une époque plus ou moins

éloignée de celle où ont agi les causes déterminantes, le malade éprouve, vers l'extrémité de l'urètre, une sensation de chaleur et une démangeaison qui, d'abord peu considérables, vont croissant et deviennent incommodes, surtout pendant les émissions des urines et en raison de celles-ci. Alors commence à s'opérer un suintement muqueux et transparent, qui colle les deux lèvres du méat urinaire, et marque le linge de taches à peu près semblables à celles que produit le mucus nasal au début du coryza. Quelquefois c'est un pareil suintement qui constitue le premier phénomène de l'affection, et qui avertit les malades de son existence. Tel est le tableau fidèle de l'invasion de la blennorrhagie. Quelques malades accusent au début un sentiment de malaise et de frisson.

A mesure que la maladie fait des progrès, la douleur s'accroît et se prolonge vers le col de la vessie qu'elle envahit quelquefois ; il se manifeste un engorgement inflammatoire des parois du canal de l'urètre, qui dans l'érection, qu'une continence forcée, jointe à une irritation locale, rend encore plus fréquente, forme une corde tendue et douloureuse sous la verge : c'est ce qui est désigné sous le nom de *chaudepisse cordée*.

Alors la matière de l'écoulement devient plus abondante ; elle est plus consistante et d'un blanc jaunâtre ou verdâtre. Elle prend, quand l'inflammation est très aiguë, une âcreté telle qu'elle irrite, enflamme et même excorie le méat urinaire, le gland et le prépuce, quelquefois même le scrotum et la peau des cuisses, lorsqu'on n'a pas le soin d'empêcher qu'elle ne soit trop long-temps en contact avec ces parties.

C'est quand la blennorrhagie est bien inflammatoire qu'elle peut s'accompagner de réaction générale plus ou moins vive, comme aussi d'accidents locaux dans des parties voisines; par exemple, d'engorgement sympathique des ganglions, des aines, des testicules; de l'inflammation de la glande prostate et du col de la vessie; de phlegmons du tissu cellulaire sous-urétral; du gonflement du gland, du prépuce et de la peau du pénis; du phymosis, etc.

Mais ces accidents ne s'observent guère chez les malades prudents, qui, dès l'apparition des premiers symptômes, de suite se sont soumis à un traitement méthodique, et qui évitent soigneusement tout ce qui pourrait aggraver leur mal.

Il en est de même des complications plus ou moins graves qu'on a quelquefois à combattre.

Ordinairement, après que la maladie a suivi pendant quelques jours une gradation ascendante, elle diminue également par degrés. La douleur disparaît peu à peu, et ne se fait plus sentir que dans l'érection ou pendant l'émission des urines; puis elle finit par se dissiper tout-à-fait. La matière de l'écoulement prend plus de consistance et une couleur d'un blanc jaunâtre; sa quantité devient de moins en moins considérable, et se borne à quelques gouttes qui se déposent à l'entrée du canal ou sur le linge qui les reçoit, et dont elles se détachent par le frottement sous forme de poussière; enfin, tout phénomène morbide ayant cessé, les parties reprennent leur état primitif et l'exercice de leurs fonctions.

Chez la femme, la maladie présente quelques différences qu'il est important de noter, et qui tiennent à la structure des parties.

L'écoulement, par lequel le linge est taché; de la chaleur dans toute l'étendue des parties génitales, et une douleur plus ou moins vive pendant l'émission des urines, sont à peu près les seuls symptômes qu'on ait à observer. Chez elle, les accidents de la blennorrhagie sont rares et peu nombreux, et quand elle est exempte de complications, c'est presque toujours une affection peu grave, et qui n'empêche pas les malades de vaquer à leurs occupations. L'écoulement menstruel n'en est presque jamais dérangé dans son cours, et d'ailleurs exerce lui-même peu d'influence sur la durée de la maladie. Seulement on observe que la congestion sanguine qui le précède, produit une exacerbation plus ou moins considérable, à laquelle l'apparition des règles met fin pour l'ordinaire.

Telle est la description générale de la blennorrhagie chez les deux sexes.

Quant à l'époque de l'invasion de cette maladie,
elle présente des variétés fort remarquables, et qui
pourront servir jusqu'à un certain point à éclairer
le diagnostic et le pronostic, et à fournir des données utiles pour le traitement.

Dans l'immense majorité des cas, c'est du troisième au neuvième jour, à compter du coït, que
se développent les premiers symptômes de la blennorrhagie. Quelquefois c'est au bout de quelques
heures, mais c'est quand le coït a été très réitéré
ou accompagné de froissement des parties ou d'application de substances âcres (produits de sécrétions
altérées.).

Lorsqu'on voit s'écouler, entre le coït et l'invasion de la maladie, dix, quinze, vingt, et jusqu'à
trente jours, comme M. Cullerier, nous sommes
disposés à juger virulentes les blennorrhagies qui
viennent après une incubation prolongée; et la raison de cette manière de voir, c'est que les causes
physiques ou chimiques ne laissent point d'intervalle entre leur application et l'effet qu'elles produisent, et qui est proportionné à l'intensité et à la
durée de leur action, tandis que c'est le propre du
virus de ne produire les lésions qui leur appartiennent qu'après une période plus ou moins prolongée,
qu'on nomme période d'incubation, et de présenter

des résultats hors de toute proportion avec l'exiguité de la cause.

La douleur qui survient dans la blennorrhagie n'a pas toujours le même degré d'intensité : en général, elle est vive dans les premiers temps de la maladie; peu à peu elle diminue, soit spontanément, soit par l'effet du traitement mis en usage; mais toujours elle est exaspérée ou rappelée, d'une manière plus ou moins sensible, par l'émission de l'urine, l'érection, l'usage des excitants externes ou internes.

Chez la femme, la douleur est infiniment moins considérable que chez l'homme; enfin on observe, chez les deux sexes, des cas où elle est presque nulle du commencement à la fin, bien que l'écoulement soit très considérable.

Le siége qu'elle occupe le plus habituellement est la fosse naviculaire : c'est par là qu'elle commence et qu'elle finit. Lorsque l'inflammation s'accroît, la douleur se propage le long du canal, et jusqu'au col de la vessie, ainsi que nous en parlerons plus tard.

Chez les femmes, c'est à l'entrée du vagin et de l'urètre que se fait sentir une chaleur brûlante, qui peut également, quoique cela soit rare, envahir le vagin, l'urètre tout entier, et s'étendre jusqu'à la vessie et à la matrice.

La matière qui s'écoule de l'urètre et du vagin

dans la blennorrhagie, présente les caractères qui appartiennent aux produits sécrétés par les membranes muqueuses enflammées. Au début, l'écoulement est peu abondant, limpide et transparent; mais bientôt il perd ces caractères pour prendre ceux d'un véritable pus, dont la couleur et la consistance offrent des variétés nombreuses, qui peuvent se présenter successivement et alternativement chez le même malade, à raison des diverses phases de diminution ou d'accroissement que parcourt la maladie. Blanc, jaune, vert plus ou moins foncé, quelquefois mêlé de stries sanguinolentes, ou de sang plus intimement combiné, et qui lui donnent un aspect rougeâtre, l'écoulement blennorrhagique est tantôt liquide, tantôt épais et comme crêmeux. On voit quelquefois du sang pur s'écouler par le canal, mais ce n'est qu'un accident passager.

Le mucus puriforme sécrété dans la blennorrhagie a une odeur fade, *sui generis*, et qui devient fétide quand il reste accumulé et qu'il subit un commencement de décomposition.

Il est, en général, d'autant plus abondant que l'inflammation est plus aiguë; au contraire, lorsqu'elle va se terminer, il se borne à quelques gouttes qui se dessèchent à l'entrée du méat urinaire.

Chez les femmes, l'écoulement, toutes choses égales d'ailleurs, est plus considérable à cause de la plus grande étendue de la surface qui le fournit.

On voit ce pus, dans quelques cas, devenir tellement irritant, qu'il enflamme les parties avec lesquelles il se trouve en contact, et provoquer à la
peau une inflammation accompagnée de chaleur et
de cuisson. Dans d'autres circonstances, ce liquide
paraît inerte, et l'on ne saurait juger à la simple vue
s'il est ou non pourvu de propriétés irritantes. On
le voit tour à tour, chez le même sujet, présenter
ces deux cas différents. La seule condition appréciable, c'est l'intensité de l'inflammation, mais elle
ne paraît pas être la seule.

On ne sait pas encore à quelle époque un écoulement contagieux cesse de l'être, quoiqu'on sache
bien qu'à l'état chronique la contagion est moins
commune.

L'excrétion des urines n'est pas constamment
troublée et difficile; dans la blennorrhagie peu inflammatoire primitivement, et dans celle que le
temps et les moyens curatifs ont mitigée, elle se fait
comme dans l'état naturel, ou avec une légère
cuisson, lorsque les dernières gouttes d'urine sont
expulsées. Au contraire, quand l'inflammation est
très aiguë, les parois du canal, devenues plus
épaisses et plus sensibles, en diminuent le calibre;
le malade rend, avec de vives douleurs, un jet
d'urine fin, bifurqué ou tournoyant. Le col de la
vessie et la prostate sont envahis par l'inflammation
croissante, et alors il peut y avoir rétention com-

plète d'urine, et toutes les conséquences de cette grave maladie.

Quant aux érections, elles sont, comme nous l'avons déjà dit, fréquentes et douloureuses, en raison de l'intensité de l'inflammation urétrale, et de la continence à laquelle sont astreints les malades. Mais nous n'avons observé, ni chez l'un ni chez l'autre sexe, que l'appétit vénérien en fût exalté : loin de là, les malades ont une grande crainte des douleurs que réveille l'excitation des organes génitaux, et s'abstiennent de tout ce qui pourrait la produire. On en voit cependant qui, par suite d'un ignoble et stupide préjugé, croient se guérir de la blennorrhagie par le coït; mais ce n'est pas le résultat de désirs exaltés, c'est celui d'un faux calcul. D'ailleurs, tous les malades que nous avons interrogés en pareil cas disent que le coït est fort douloureux, et que, pendant l'éjaculation, il semble qu'un liquide corrosif traverse le canal ; la même sensation est accusée par eux dans le cas de pollution. Dans la blennorrhagie chronique, le coït n'a d'autre effet que d'aviver quelquefois un peu l'inflammation.

Le gland est quelquefois le siége d'une inflammation assez prononcée, qui, en raison de l'étroitesse naturelle du prépuce, peut amener un phymosis.

On a donné le nom de *balanite* à cette inflamma-

tion de la membrane muqueuse qui revêt le gland
et la face interne du prépuce, et qui s'accompagne
le plus ordinairement d'un suintement mucoso-
purulent. La balanite reconnaît pour cause toutes les
violences extérieures, par exemple le frottement
violent et la contraction plus ou moins douloureuse
qui a lieu dans le coït, lorsqu'il y a disproportion
entre les parties de l'homme et celles de la femme;
la masturbation excessive, l'application de substances âcres, comme cela s'observe chez ceux qui
ont eu commerce avec des femmes affectées d'é-
coulement leucorrhoïque ou menstruel, et qui,
négligeant les soins de propreté, laissent les matières
sécrétées subir une décomposition putride, signalée
d'abord par l'odeur qu'elles répandent. La marche
de cette maladie est le plus ordinairement aiguë,
et, pour peu qu'on y donne des soins, elle dure
fort peu de temps. Des lotions et des bains locaux
avec l'eau de guimauve, l'application, entre le prépuce et le gland, de charpie imbibée d'un liquide
adoucissant et faiblement narcotique lorsque le prépuce peut être relevé; et, dans le cas contraire,
les injections faites avec le même liquide, sont
quelquefois nécessaires. Il est bon aussi d'y joindre
l'usage de boissons tempérantes, de bains tièdes,
et l'abstinence d'excitants de toute espèce. Quand la
balanite a passé à l'état chronique, et que l'exhalation puriforme continue avec une sorte d'habitude;

les lotions froides et astringentes sont fort avantageuses. Mais ce qui nous a paru fort utile, et qui est généralement négligé dans cette inflammation, c'est le soin de tenir habituellement, entre le prépuce et le gland, un plumasseau de charpie destiné à absorber les fluides à mesure qu'ils sont exhalés, et, plutôt encore, à empêcher les parties inflammatoires de se trouver en contact. Enfin, chez les sujets pour qui un phymosis naturel ou accidentel est un obstacle à l'usage des moyens hygiéniques et à l'application des agents thérapeutiques, le débridement de ce repli membraneux, et même son excision partielle ou totale, forment un moyen auquel on est obligé de recourir dans certains cas, mais que l'on ne doit employer cependant qu'après avoir reconnu l'inefficacité des autres.

La marche de la blennorrhagie, quand elle est simple et exempte d'accidents et de complications, est tantôt rapide et tantôt lente. Dans le premier cas, après avoir présenté, pendant les huit ou dix premiers jours, une forme assez aiguë, c'est-à-dire une douleur permanente, un écoulement abondant, la maladie se mitige peu à peu, et finit par ne constituer qu'une incommodité assez supportable. Au bout de vingt-cinq à trente jours, très rarement plus tôt, elle se termine par une résolution graduelle. Dans la seconde variété, la période aiguë manque tout-à-fait, et pendant toute sa durée la maladie se borne à un écoulement plus ou moins abondant avec peu ou point de douleur. Généralement, la durée de la blennorrhagie chronique est très longue, et on voit des malades qui en sont affectés depuis plusieurs mois, et même plusieurs années. Cependant il est rare qu'on trouve des écoulements aussi prolongés chez l'homme sans qu'il existe quelques rétrécissements de l'urètre; alors ce n'est plus une blennorrhagie proprement dite. Chez la femme, au contraire, la blennorrhagie est plus souvent lente dans sa marche, et disposée à revêtir la forme chronique. Aussi est-il difficile, pour ne pas dire impossible, de la distinguer de la leucorrhée, dont un très grand nombre de femmes sont presque habituellement affectées : cependant on l'observe aussi chez elles à l'état aigu. Tous les médecins qui sont en position de voir beaucoup de malades atteints de blennorrhagie, savent que plus l'inflammation de la membrane muqueuse génito-urinaire a été renouvelée, plus elle est opiniâtre et difficile à guérir. On voit fréquemment aussi la blennorrhagie cesser pour un certain temps et reparaître ensuite, soit à l'occasion d'une excitation quelconque, soit quelquefois sans cause appréciable. Le vulgaire appelle *chaudepisses à répétition* celles qui présentent à plusieurs reprises ces alternatives de disparition et de retour. Mais il faut bien savoir que les malades se trompent bien souvent, et attribuent au retour d'une maladie antécédente ce qui est le résultat d'une infection nouvelle. Quelquefois aussi la blennorrhagie persiste sous la forme d'un suintement habituel, et dans ce cas la moindre cause suffit pour la ramener à l'état aigu.

Quoique la terminaison de la blennorrhagie ne soit jamais funeste directement, on a vu, par ce que nous avons dit en traitant des rétrécissements de l'urètre, que cette affection n'est pas innocente dans ses conséquences ; elle peut en outre amener à sa suite des maladies plus ou moins graves des systè-mes muqueux et osseux, quel qu'ait été d'ailleurs le traitement employé.

Parmi les accidents de la blennorrhagie, il en est un qui mérite surtout une sérieuse attention , c'est l'engorgement d'un ou des deux testicules. On croyait autrefois (et l'expression populaire de *chaudepisse tombée dans les bourses* est encore là pour l'attester) que , l'écoulement étant supprimé tout d'un coup, la matière virulente dont la sécré-tion était tarie se jetait sur le testicule, et en produi-sait l'engorgement inflammatoire. Par suite de cette théorie, on cherchait à rappeler l'écoulement, dans la persuasion que dès qu'il aurait repris son cours, l'organe malade reviendrait à son volume naturel. Dans ces derniers temps cette théorie a été rejetée, et l'on pense que cet accident est dû à la propaga-tion de la phlegmasie. Ce n'est que quand l'inflam-

mation n'a qu'une médiocre intensité, soit primitivement, soit par suite des moyens employés, qu'on
voit survenir l'engorgement des testicules. Il est
rare que cela ait lieu quand la blennorrhagie est
très aiguë; une stimulation exercée sur le testicule
en est toujours la cause occasionnelle; tantôt c'est
l'érétisme érotique près d'une femme, d'où résulte
une érection prolongée; tantôt c'est l'équitation,
une marche forcée, une pression quelconque, etc.;
ou bien c'est le coït exercé avec excès; une impression brusque du froid, sur les parties génitales en
particulier; des injections astringentes, faites dans
le but d'éviter l'écoulement; ou des purgatifs violents; quelquefois c'est seulement le tiraillement
qu'éprouve le cordon lorsque les bourses ne sont
pas suspendues.

Quoi qu'il en soit, c'est presque toujours subitement que se montre l'inflammation des testicules.
Une douleur gradative se fait sentir dans l'un des
testicules, très rarement dans tous les deux à la
fois, encore qu'il soit commun de les voir s'engorger successivement et alternativement; et le gonflement qui s'y développe a lieu d'une manière très
rapide, tellement qu'en quelques heures, si le malade ne s'alite pas immédiatement, et, à plus forte
raison, s'il continue de marcher ou de se livrer à
quelque exercice fatigant, l'organe acquiert un vo-

lume double, triple, décuple même de celui qui lui est naturel.

Le cordon testiculaire, gonflé jusque dans le canal inguinal, se trouve quelquefois serré par l'anneau et comme étranglé, ce qui donne lieu à quelques uns des phénomènes des hernies étranglées, tels que des nausées et même des vomissemens ; en même temps, la matière de l'écoulement diminue pour l'ordinaire, mais elle cesse tout-à-fait rarement : et lorsque le médecin examine avec attention, et ne s'en rapporte pas seulement au dire du malade, il lui est facile de s'en assurer.

Une fois développée, l'inflammation du testicule présente les phénomènes qui lui sont propres, à raison de la structure de l'organe, et le pronostic ainsi que le mode de terminaison. Les conséquences ultérieures se rapportent à cette circonstance bien plus qu'à l'origine de la maladie.

Nous avons déja dit que la blennorrhagie la plus simple pouvait présenter dans son cours l'accident qui nous occupe, et que, par conséquent, la dénomination de testicule vénérien, donné par quelques auteurs, entraîne une idée fausse, au moins dans un grand nombre de cas. Quant à son traitement, il ne présente rien de particulier. La méthode conseillée par quelques praticiens, et qui consiste à irriter le canal au moyen d'une bougie enduite ou non de pus blennorrhoïque, est très infidèle, si nous devons nous en rapporter à nos propres expériences et à celles qui ont été tentées à l'hospice des vénériens; non pas qu'on ne puisse réussir quelquefois à rappeler l'écoulement, mais parce que c'est presque toujours sans utilité réelle.

Une méthode ancienne, et encore usitée parmi les gens du peuple et même quelques médecins, consiste à appliquer sur le testicule engorgé, dans le but de faire avorter l'inflammation, des répercussifs, tels que de la glace pilée, la terre cimolée pétrie avec le vinaigre, des compresses trempées dans de l'extrait de Saturne, en même temps que, par des bains locaux et des cataplasmes tièdes, et même par l'introduction d'une sonde ou d'une bougie, on tâche de rappeler l'écoulement urétral.

Ce traitement réussit quelquefois, mais c'est seulement quand il est employé avec activité dès le début de l'engorgement; plus tard, il échoue, et il expose les malades à voir persister une induration plus ou moins opiniâtre, qui prédisposera au sarcocèle l'organe enflammé.

Il est donc plus rationnel de laisser parcourir à la maladie ses périodes; de faire usage du traitement éminemment antiphlogistique; de pratiquer deux ou trois saignées plus ou moins copieuses, selon l'âge et la force du malade, d'ordonner la diète la plus sévère et un parfait repos dans une situation horizontale; de soutenir le testicule au moyen d'un suspensoire; de le couvrir préalablement de cataplasmes émollients ; de prescrire l'usage des boissons délayantes et rafraîchissantes; enfin, de tenir chaque jour le ventre libre, en faisant donner des lavements matin et soir.

Si le médecin soupçonne que le virus vénérien n'est pas étranger à cette inflammation, la méthode antiphlogistique ne suffira pas. On a vu des affections syphilitiques constitutionnelles se développer six mois, un an, et même plus, après la prétendue guérison d'une blennorrhagie et d'un engorgement des testicules. L'élément syphilitique est malheureusement un être réel, un virus positif, qui se communique comme celui de la petite-vérole; si l'on ne combattait que l'élément inflammatoire, on détruirait, à la vérité, l'effet, mais on laisserait subsister la cause.

Dans tous les cas où nous ne pouvons établir un jugement certain, nous préférons conseiller aux malades de recourir, pendant un mois ou six semaines, à un traitement antivénérien. Dans ces cas, le traitement employé par le professeur Dupuytren nous réussit constamment. Les malades sont mis à l'usage de la décoction de salsepareille, de squine et de gayac; chaque verre de cette boisson est édulcoré avec une once de sirop sudorifique, et, deux fois par jour, ils prennent une des pilules de la composition suivante :

Prenez : Deuto-chlorure de mercure. . 1/8 à 1/2 grain.
       Opium gommeux . . . .   1/2 grain.
       Extrait de gayac. . . . .   2 grains.

L'expérience a appris à ce célèbre praticien que des doses fractionnées de mercure agissaient plus efficacement que celles qui étaient plus fortes. En donnant chaque jour au malade de ces pilules, contenant chacune un huitième ou un sixième de grain de sublimé, il arrive graduellement à en porter le nombre à quatre par jour ; la dose entière n'est jamais que d'un demi-grain.

A l'aide de ce traitement, nous voyons toujours tous les accidents se dissiper au bout d'un mois ou deux.

Traitement de la blennorrhagie.

Nous allons maintenant exposer d'une manière méthodique le traitement de la blennorrhagie.

Nous considérerons cette affection d'abord comme locale, puis sous le rapport des phénomènes consécutifs auxquels elle peut donner lieu ; mais cette seconde partie de la question se rattachant à l'histoire générale de la maladie syphilitique, elle ne sera traitée complétement que dans l'ouvrage spécial que nous nous proposons de publier sur ce sujet.

Quelle que soit l'opinion qu'on se fait sur la cause qui a produit la blennorrhagie, on ne saurait méconnaître sa nature évidemment inflammatoire; et c'est l'idée d'après laquelle on doit établir le choix des moyens thérapeutiques. Il y a sur ce point accord unanime entre les médecins qui admettent le virus vénérien et même la spécificité du mercure, et ceux qui professent des doctrines opposées.

Le traitement antiphlogistique est donc celui qui convient le mieux à la blennorrhagie; mais il n'est pas le seul qui puisse lui être opposé avec succès, ainsi que nous aurons occasion de le dire plus bas.

Lorsqu'on a affaire à une phlegmasie aiguë et violente, rien n'est plus sûr que de l'attaquer avec vigueur par les débilitants : outre que les chances de succès sont plus nombreuses, on n'a pas à craindre, quand on échoue, d'avoir aggravé le mal, comme cela peut arriver lorsqu'on emploie de prime abord la méthode révulsive et perturbatrice. Ainsi, une ou deux saignées générales, l'application des sangsues au périnée, aux aines, chez les deux sexes, sont les moyens les plus sûrs d'abattre l'inflammation dès son début, de calmer les souffrances du malade, et de prévenir le développement extérieur des accidents.

L'application des sangsues à la verge, conseillée par quelques médecins, nous paraît une pratique vicieuse; souvent elle est suivie d'ecchymoses, d'infiltration sanguine dans le tissu cellulaire de cette partie, qui occasionnent l'inflammation et quelquefois même la gangrène.

Les bains de siége émollients et les bains entiers tièdes, renouvelés chaque jour et prolongés pendant plusieurs heures, sont d'une grande utilité. Dans le bain, les malades sont exempts de douleur, d'érection; ils urinent facilement, et ils éprouvent un bien-être qui doit les encourager à insister sur l'emploi de ce moyen.

Dans les intervalles des bains, c'est une chose utile que de couvrir les parties malades, et même le bas-ventre et le périnée de fomentations tièdes, émollientes et narcotiques, ou de cataplasmes de farine de graine de lin; la chaleur et l'humidité que ces applications entretiennent sont extrêmement avantageuses.

Il est également utile de baigner la verge plusieurs fois par jour dans l'eau de guimauve ou de graine de lin; mais les injections, même adoucissantes, recommandées par quelques praticiens, nous ont toujours paru plus nuisibles qu'utiles, à raison de la distension qu'elles font éprouver à des parties dont la sensibilité est accrue. Quant aux femmes, des injections émollientes ne peuvent avoir que de bons effets chez elles.

Les lavements émollients offrent un secours qui ne doit pas être négligé. Outre qu'ils diminuent la constipation, phénomène tout à la fois commun et fâcheux dans la maladie qui nous occupe, ils introduisent dans l'économie une certaine quantité d'eau qui passe par les voies urinaires.

Il en est de même des boissons très abondantes, qui, indépendamment de ce qu'elles diminuent la disposition inflammatoire générale, ont encore une action toute locale. En effet, en produisant des urines plus aqueuses, elles en rendent l'impression moins sensible sur la membrane muqueuse enflammée, et, par là, elles concourent à abréger la durée de la maladie.

L'eau pure, l'eau sucrée, les émulsions, le petitlait, le lait coupé, les sirops adoucissants et les décoctions mucilagineuses, sont toutes également recommandables dans cette maladie. Mais la principale condition pour qu'elles soient salutaires, c'est qu'elles soient prises en grande quantité. Nous avons guéri très rapidement des malades qui consommaient en vingt-quatre heures jusqu'à six ou huit pintes d'eau.

Nous ne suivons pas la méthode d'un grand nombre de praticiens, qui ajoutent aux boissons du sel de nitre : rien ne nous paraît plus diurétique que l'eau prise en abondance.

La méthode de délayer ainsi les matériaux de l'urine et de la rendre par conséquent moins irritante, nous paraît bien préférable à celle qu'on a proposée dans ces derniers temps, et qui consiste à placer à demeure une sonde de gomme élastique, afin de garantir le canal de l'impression de l'urine.

Les moyens hygiéniques doivent tenir une grande place dans le traitement de la blennorrhagie; sans eux, les autres agents thérapeutiques n'ont qu'une efficacité incertaine, et la guérison se fait long-temps attendre et offre moins de solidité. Le repos du lit et une douce chaleur aident puissamment à une prompte et heureuse terminaison, et préviennent beaucoup d'accidents; il en est de même d'un régime sagement ordonné, et duquel les excitants de toute espèce sont soigneusement écartés.

La propreté la plus parfaite doit être également recommandée. On a vu quels inconvénients peuvent résulter du contact prolongé des produits de sécrétions morbides, soit sur les parties enflammées, soit même sur les parties saines; les lotions de ces applications adoucissantes remplissent fort bien cet objet.

Chez l'homme surtout, quand le malade se lève, l'usage d'un suspensoire est indispensable pour prévenir l'inflammation des testicules; mais il faut que le suspensoire soit bien fait et bien appliqué ; autrement on pourrait en voir résulter précisément le mal qu'il est destiné à prévenir. C'est ce qui arrive, lorsque, étant trop étroit ou trop serré, il comprime les parties qu'il doit seulement soutenir. Le suspensoire doit être porté jusqu'à la guérison complète ; et même nous en prescrivons l'usage encore long-temps après.

Quelquefois des symptômes dominants exigent qu'on leur accorde une attention particulière, et qu'on dirige contre eux des moyens spéciaux. Quand la douleur est extrême, ce qui arrive bien rarement, lorsque les évacuations ont été suffisantes, on a recours à quelques doses d'opium à l'intérieur, ou à quelques applications externes. Ce médicament, au contraire, n'a pas de bons effets quand on l'emploie seul dans la période très aiguë de l'inflammation.

Le camphre jouit d'une grande réputation, comme moyen propre à diminuer les érections douloureuses dont les malades sont souvent tourmentés : ce que nous venons de dire de l'opium lui est parfaitement applicable. Quelques pilules de camphre et d'opium nous ont paru avantageuses, quand des érections pénibles et douloureuses survivaient à une époque où la maladie aurait subi une diminution notable. Disons cependant que, dans tous les cas, le régime antiphlogistique bien dirigé suffit, et ne laisse pas souvent le médecin dans la nécessité de recourir à d'autres remèdes qui, d'ailleurs, ne comptent sans celui-là que bien peu de succès incontestables.

Tel est l'ensemble des moyens que l'on peut mettre en usage contre la blennorrhagie aiguë. Les malades guériraient plus promptement et seraient moins exposés aux récidives et aux accidents consécutifs, si ce traitement méthodique et rationnel était employé dans tous les cas. Au contraire, il est bien rare qu'il en soit ainsi; mais, comme nous l'avons déja dit dans un précédent chapitre, la blennorrhagie est souvent considérée, par les gens du monde, comme une affection insignifiante, et se traite en courant, pour ainsi dire; souvent même on ne la traite pas du tout. Aussi avons-nous très fréquemment à soigner des blennorrhagies passées à l'état chronique, qui amènent à leur suite des brides, des rétrécissements et des symptômes syphilitiques secondaires.

Nous avons dit que le traitement adoucissant continué avec persévérance est véritablement celui qui compte le plus de guérisons solides; mais il faut qu'il soit fait d'une manière complète, ce qui est excessivement rare. Tel en effet boit abondamment qui marche et se fatigue, ou s'expose au froid; tel autre n'observe point de régime. Chez presque tous, cependant, l'écoulement finit par disparaître tôt ou tard; mais ceux chez lesquels il s'est prolongé très long-temps sont plus exposés que d'autres à voir la maladie reparaître, soit indépendamment, soit par suite de l'acte vénérien, même avec une personne saine, ou bien d'éprouver des accidents consécutifs. Il est bien entendu qu'il n'est pas ici question de ces écoulements entretenus par suite de rétrécissements ou de quelques lésions de la glande prostate, contre lesquels les traitements adoucissant et antiphlogistique ne réussissent pas sans le secours de nos moyens chirurgicaux, dont néanmoins ils préparent et assurent la réussite.

Dans le traitement méthodique de la blennorrhagie comme dans celui de toute autre maladie, tous les agents thérapeutiques peuvent, suivant le besoin, trouver une heureuse application. C'est ainsi que des excitants, portés, soit directement sur la membrane muqueuse de l'urètre, soit révulsivement sur le canal digestif, sur la peau, sont souvent avantageux, tant par leur emploi séparé que par leur combinaison avec le traitement adoucissant. L'époque de la maladie où l'on y a recours n'est pas d'ailleurs indifférente, et doit entrer pour beaucoup dans l'appréciation de leurs résultats.

C'est au début de l'inflammation, ou lorsque le temps et le traitement lui ont fait perdre son acuité, qu'on peut en attendre de bons effets : ils ne sauraient convenir dans la période inflammatoire. Cette manière de traiter la blennorrhagie n'est pas nouvelle; tous les médecins qui ont écrit sur cette matière ont conseillé l'emploi des excitants; seulement, pour la plupart, ils paraissent en avoir mal compris le mode d'action, et ils ont attribué à des propriétés spécifiques des médicaments ce qui était le résultat d'une stimulation pratiquée à propos, soit sur la surface malade, soit sur une surface saine.

C'est d'après ces observations, dont l'expérience nous a fait reconnaître la solidité et sur lesquelles s'appuient les principes qui nous dirigent dans notre pratique, que nous allons examiner les injections, les bougies et les divers médicaments, tels que le copahu, le cubèbe, etc., qu'on a successivement proposés dans la blennorrhagie. Ces moyens ont joui tour à tour d'une réputation d'efficacité, que les derniers venus ont toujours contestée à leurs devanciers, dont ils révélaient les insuccès et même les effets nuisibles; de même que, plus tard, d'autres nouveaux venus devaient chercher, par les mêmes moyens, à leur ravir leur célébrité et leur crédit.

C'est un axiome incontestable de pathologie et de thérapeutique générale, qu'au début d'une inflammation, une irritation artificielle d'une autre nature peut en arrêter le développement. Est-ce en neutralisant un principe particulier? Est-ce, comme on l'a dit encore, en changeant le mode de vitalité des parties? Nous ne chercherons pas à décider la question, mais le fait reste démontré par un grand nombre d'expériences.

On sait aussi que cette méthode a l'inconvénient, *quand elle n'est pas appliquée à temps ou avec assez d'énergie,* d'augmenter les accidents qu'elle était destinée à combattre. Il n'en arrive pas autrement dans la blennorrhagie.

Si au moment où elle débute on fait une injection irritante, astringente, tonique, caustique même; si l'on cautérise avec la pierre infernale la fosse naviculaire; on peut arrêter l'inflammation d'une manière plus ou moins complète. Nous avons eu la satisfaction de réussir en faisant prendre à nos malades la résine de copahu à hautes doses, combinée avec la magnésie et avec la rhubarbe. Quand nous nous trouvions bien de ce traitement, nous faisions ajouter, sur la fin, l'acide sulfurique dans la proportion d'un vingtième sur le poids total du mélange de copahu et de magnésie. Mais, nous ne saurions trop le répéter, pour réussir il faut que la maladie soit tout-à-fait à son début, et il est excessivement rare que les malades se présentent à temps. Une fois l'inflammation bien établie, cette méthode n'a plus que des désavantages : outre que la douleur qu'éprouvent les malades la rendrait impraticable, elle n'aurait d'autre résultat que d'accroître l'irritation, et de donner naissance à des indurations partielles, source de rétrécissements ultérieurs.

Plusieurs auteurs recommandables prétendent qu'il est nuisible d'abréger la durée des symptômes vénériens, et en particulier de la blennorrhagie, et veulent qu'on laisse durer l'écoulement, pensant que le *virus* sera plus complétement évacué. D'autres, parmi lesquels se place feu Cullerier, notre ancien maître, ayant observé que les accidents consécutifs étaient plus communs après les blennorrhagies qui s'étaient prolongées, conseillent de l'abréger : c'est à cette dernière opinion que nous avons coutume de nous conformer. Nous croyons qu'il n'y a pas d'inconvénients à supprimer un écoulement à son début par la méthode révulsive ; que les coarctations de l'urètre n'ont lieu que quand on emploie les astringents directs, tels que les injections, à une époque avancée de la maladie, parce que des engorgements partiels qui se sont formés restent à l'état d'induration ; enfin nous tâchons de terminer les blennorrhagies chroniques par les divers moyens dont nous venons de parler, et dont le choix nous est dicté par l'état des sujets et la forme particulière de l'affection.

Quand le traitement adoucissant a été bien fait, il est rare que la maladie ne cède pas, et quand elle est rebelle il faut presque toujours chercher la cause de son opiniâtreté dans le régime du malade, ou dans quelque lésion du canal. Cependant il n'est pas rare de rencontrer quelques individus chez lesquels la sécrétion morbide continue sans que l'inflammation soit presque perceptible, sans qu'on puisse constater un rétrécissement ou un engorgement de la glande, et par une sorte d'habitude. C'est alors qu'une stimulation plus ou moins vive a de l'avantage; qu'une injection avec de l'eau sucrée vineuse, le vin pur, une solution légère d'acétate de plomb ou de sulfate de zinc, une cautérisation superficielle, l'introduction répétée de nos bougies sédatives en cire, ou simplement de gomme élastique, quelquefois même des excès vénériens, peuvent, en modifiant la surface malade, tarir l'écoulement dont elle est le siége.

Tous ces divers moyens, qui n'ont rien de spécifique, ont cependant réussi entre nos mains quand nous avons pu les appliquer à propos, et surtout en les secondant par des moyens propres à provoquer sur un autre point de l'économie une sécrétion plus ou moins abondante. Ainsi les bains de vapeur, qui amènent une abondante transpiration, un large vésicatoire, des purgatifs réitérés, administrés en même temps qu'on stimule directement l'urètre, assurent le succès du traitement.

On obtient souvent de très bons effets de lavements dans lesquels on fait entrer depuis trois jusqu'à dix gouttes d'opium de Rousseau, et que l'on renouvelle deux ou trois fois par jour.

Il ne faut pas croire d'ailleurs que la blennorrhagie s'arrête subitement et sans retour par l'emploi de ces divers moyens, comme quelques auteurs, prévenus sans doute en faveur des remèdes qu'ils préconisent, nous le donnent à entendre. Tantôt l'écoulement augmente d'abord pour diminuer ensuite; tantôt il s'arrête brusquement, mais reparaît bientôt sous l'influence de quelque excitation telle que celle qui est produite par un exercice violent, le coït, etc. Le temps seul confirme et consolide la guérison.

La combinaison de ces divers moyens est donc la condition indispensable du succès, dont les chances sont beaucoup moindres quand on les applique à part, et surtout quand on les emploie aveuglément, sans apprécier ni l'état des parties ni la portée des remèdes. C'est ainsi qu'opèrent aveuglément les partisans et les vendeurs de spécifiques. Leurs préparations réussissent quand un hasard heureux les fait arriver dans des circonstances favorables; mais combien de fois n'échouent-elles pas! Sans parler des cas où elles aggravent le mal, et où leur abandon, le repos, le régime et un traitement adoucissant guérissent les malades.

Chez la femme, le traitement de la blennorrhagie est plus difficile que chez l'homme, et l'écoulement est d'une opiniâtreté désespérante. Les moyens divers que nous venons d'indiquer, et qui réussissent le plus ordinairement chez l'homme, échouent presque toujours chez elle. Aussi de cette observation résulte le précepte de ne pas laisser passer cette affection à l'état chronique chez les personnes du sexe, et de n'abandonner le traitement, et surtout les moyens hygiéniques, que quand la guéri-son est complète.

Quand, par le traitement méthodique, on a mis fin à la blennorrhagie, la tâche du médecin est-elle remplie, ou doit-il s'occuper d'un traitement spéci-fique propre à mettre le malade à l'abri des acci-dents consécutifs?

Telle est la question qui nous reste à examiner, et dont la solution est de la plus haute importance: malheureusement il s'en faut de beaucoup qu'elle soit aussi facile à résoudre.

Dans la plupart des cas, il faut le dire, on ne se décide que d'après des probabilités : nous avons vu, en effet, qu'il est extrêmement difficile de distin-guer la blennorrhagie syphilitique de celle qui ne l'est pas, et même, en supposant cette distinction établie, il reste encore à savoir si une blennorrhagie vénérienne exige un traitement spécifique.

Si l'on consulte les auteurs, on voit les uns con-seiller, dans tous les cas de blennorrhagie indistinc-tement, le traitement spécifique ; établissant ainsi l'impossibilité de distinguer la blennorrhagie syphilitique de celle qui ne l'est pas : ceux-là, du moins, sont raisonnables et conséquents.

D'autres, après avoir dit également que le diagnostic est excessivement douteux, prescrivent de faire un demi-traitement, sans réfléchir que cette demi-mesure, superflue quand la maladie est simple, est inutile et ne saurait inspirer aucune sécurité pour l'avenir lorsqu'elle est syphilitique. Si l'on interroge l'observation pratique, on en reçoit cette réponse : que des individus, ayant eu plusieurs écoulements qui n'avaient point été traités par des remèdes appelés spécifiques, ont atteint un âge très avancé sans avoir eu jamais de symptômes consécutifs, et sans avoir rien communiqué à leurs femmes ni à leurs enfants ; que d'autres, dans le même cas, ont été en proie à tous les accidents de la syphilis constitutionnelle ; que d'autres, enfin, même après le traitement spécifique le plus soigneusement exécuté, n'ont pas été à l'abri des conséquences vénériennes de la blennorrhagie.

D'après ces observations, qu'on est à même de vérifier chaque jour, et en considérant que le traitement spécifique par le mercure n'est point exempt de dangers et d'accidents, nous avons coutume de nous borner à un traitement méthodique pour la blennorrhagie, tant aiguë que chronique ; et, quand nous sommes parvenus à en triompher, nous attendons l'événement.

Quelquefois nous employons avec avantage, dans les blennorrhagies longues et opiniâtres, quelques frictions mercurielles, dont nous obtenons d'assez bons effets ; mais elles ne sont pas appliquées comme moyen spécifique, mais bien comme un stimulant qui peut être utile dans ce cas comme dans différentes maladies chroniques.

Cette manière de se conduire nous paraît la seule qui soit admissible dans l'état actuel de nos connaissances ; elle est surtout préférable à celle qui consiste à administrer un demi-traitement : d'ailleurs, il est bon de remarquer que l'usage, tant intérieur qu'extérieur, du mercure, ne convient pas dans la période aiguë de la blennorrhagie; et que les auteurs mêmes qui en recommandent l'usage prescrivent d'attendre, pour l'administrer, que l'état inflammatoire ait diminué et même cessé complétement.

DEUXIÈME PARTIE.

CHAPITRE I.

Divers procédés curatifs des rétrécissements du canal de l'urètre
avant Ducamp.

Ce fut l'insuffisance de tous les moyens propres à
combattre les rétrécissements qui donna à Ducamp
l'idée d'en chercher un plus efficace pour guérir
une des plus douloureuses et la plus fréquente de
nos maladies.

Il pensa qu'en détruisant par une perte de substance les parties qui obstruent le canal, on obtiendrait un résultat satisfaisant; mais comment détruire cet obstacle, cette cause matérielle d'un rétrécissement, sans léser plus ou moins des parties
saines qu'on ne saurait trop ménager, puisque, de
leur lésion, résulterait non seulement une plus
grande souffrance pour le malade, mais encore une
complication très embarrassante de la maladie, et
par conséquent une plus grande difficulté et moins
de chances pour en triompher?

L'indication était bonne, mais il fallait des instruments qui pussent remplir ce but sans aucun danger.

Ducamp a surmonté cette difficulté ; il a satisfait ce besoin.

Heureux désormais les malades qui, atteints de rétrécissements de l'urètre, et se pénétrant bien du danger qui les menace à chaque instant, ne redouteront plus un traitement qui n'est ni pénible ni long, et ne chercheront pas à l'éviter sous différents prétextes, laissant ainsi à la maladie le temps de faire des progrès dont les suites ne sont que trop souvent mortelles, et contre lesquels il ne leur resterait bientôt d'autre ressource que des moyens impuissants ou tout au moins bien incertains, et cependant encore plus pénibles à supporter. Ducamp imagina donc de frapper de mort, par un agent chimique, les obstructions du conduit urinaire.

Les caustiques employés par quelques anciens médecins, et plus récemment par un célèbre praticien anglais, *Hunter*, furent le vert-de-gris, l'alun, le vitriol et la potasse caustique.

Ils faisaient une espèce d'emplâtre violent avec diverses substances.

Une bougie de cire placée dans le canal prenait l'empreinte des *carnosités* (c'est ainsi qu'ils appelaient les rétrécissements), ou une rainure se formait sur la bougie ; cette rainure, ils la remplissaient du mélange caustique, ils enduisaient la

bougie d'un corps gras; ils l'introduisaient de nouveau dans le canal à la même distance, et mettaient
en rapport le caustique avec les rétrécissements.

Ce procédé, qui au premier abord paraît assez
adroit et même ingénieux, avait cependant de
grands inconvénients; car comment s'assurer si le
point rétréci se trouvait parfaitement en contact
avec l'emplâtre caustique? les bougies informes
dont ils se servaient, se distendant nécessairement
par la chaleur du canal, pouvaient aisément les
tromper : il arrivait donc fréquemment que le caustique ulcérait et lésait des parties qui n'en avaient
nullement besoin, et qui toujours doivent être soigneusement ménagées. Le caustique, bien que recouvert d'un corps gras, ne manquait pas d'enflammer fortement le canal, surtout lorsqu'on voulait
le retirer. S'il venait à porter son effet, soit en deçà
soit au delà de l'obstacle, une infiltration d'urine
devait immanquablement avoir lieu.

C'étaient là tous les moyens connus et mis en
usage par *Ambroise Paré*, *Hunter* et *Loyseau*.
On se rappelle que ce dernier praticien débarrassa
ainsi en peu de temps le galant Henri IV de carnosités qui lui étaient venues à la suite de quelques
écoulements chroniques.

Le nitrate d'argent est le caustique que nous employons aujourd'hui avec succès pour la cure radicale des rétrécissements de l'urètre. Solide et peu

soluble, on peut le porter avec facilité dans les parties les plus profondes, et borner toujours son action à la surface même sur laquelle on l'applique. Enfin, il a l'avantage de procurer peu d'inflammation dans l'urètre, lorsqu'on ne fait que de petites applications, car nous avons acquis la certitude que, si des praticiens ont renoncé à employer ce mode de traitement, à la suite de quelques accidents qui auront pu leur arriver, ils n'ont à en accuser que l'imprudence qu'ils ont eue de vouloir accélérer la guérison de leur malade, dont ils ont trop fortement cautérisé le rétrécissement; ou l'imperfection de leurs porte-caustiques qui les auront induits en erreur, leurs cuvettes trop grandes, trop évasées, recevant plus d'un grain de nitrate d'argent, que l'opérateur aurait laissé en contact pendant plus d'une demi-minute avec l'obstacle.

L'expérience nous a tellement instruit à ce sujet, que bien souvent nous sommes obligé de donner un jour de repos de plus au malade cautérisé un peu trop fortement, et que rien ne nous empêche de recourir tous les deux ou trois jours à cette petite et inoffensive opération, en nous servant de cuvettes ne contenant qu'une très petite quantité de caustique.

On cautérisera avec bien plus de précision, on enlèvera bien mieux le rétrécissement par couches, avec de petites applications et des porte-caustiques bien confectionnés, sans crainte de voir le nitrate d'argent se répandre en deçà ou au delà de l'obstacle, en faisant des applications légères. Si, par malheur, une main peu expérimentée venait à cautériser une partie qui n'en aurait pas besoin, le mal sera bien moins grand que s'il commettait cette imprudence avec ces porte-caustiques informes, tels que nous en rencontrons tous les jours dans le commerce [1].

Sir E. Home voulut rectifier ce qu'avait de défectueux la cautérisation, sans être plus heureux. Il ne plaçait plus le caustique dans une rainure pratiquée sur la bougie; il enchâssait tout simplement un morceau de potasse caustique à l'extrémité de la bougie. Préalablement, nous dit-il, il introduisait dans le canal une bougie ordinaire, à peu près du volume de celle qu'il appelle *bougie armée*, destinée à brûler le rétrécissement. Lorsque cette bougie était arrivée sur l'obstacle, il y faisait une entaille au point où elle avait fini d'entrer dans le méat urinaire pour constater sa longueur au juste; et l'ayant retirée de l'urètre, il la rapprochait de la bougie armée, marquant sur celle-ci la distance à parcou-

---

[1] Nous avons confié l'exécution de nos porte-caustiques en or, en argent et en platine, à un habile ouvrier, M. Samson, passage du Commerce, n. 34, qui fabrique aussi avec solidité tous nos instruments de lithotritie.

rir; après quoi il l'introduisait jusqu'à la profondeur marquée, pratiquant, pendant une minute, une légère pression sur l'organe, et il répétait cette opération jusqu'à ce que le canal de l'urètre, devenu parfaitement libre, permît aux bougies d'arriver à la vessie sans nul obstacle.

Qui oserait aujourd'hui employer un pareil procédé? Comment peut-on enfoncer à tâtons un caustique dans une partie aussi délicate, sans savoir au juste ce que l'on doit détruire ni ce que l'on doit respecter? Je ne puis m'empêcher de blâmer une méthode de guérir qui, sous quelque rapport qu'on la considère, est indigne d'appartenir à la plus éclairée des professions, et pourtant a eu ses adeptes et ses jours de règne.

Si les douleurs produites par une première application de la bougie armée sont peu vives, les applications subséquentes détacheront de volumineuses escharres, lesquelles, emportées par les urines, ne manqueront pas d'irriter fortement le canal; exaltée par cette irritation, la sensibilité extrême de cette partie ramènera un écoulement abondant; et si l'on a la témérité de continuer ce genre de cautérisation, des accidents fâcheux doivent arriver, et plus particulièrement le plus grave de tous, celui qu'on avait le plus à cœur d'éviter, la rétention complète d'urine.

Quelque précaution que l'on prenne avec cette

bougie armée, il arrive presque toujours que, si l'on a à détruire un rétrécissement situé au bulbe de l'urètre, tout en cautérisant devant soi, on est exposé à pratiquer une fausse route, et Home nous avoue franchement dans son ouvrage que cela lui est arrivé.

En effet, quelque soit l'effort de bascule que fera l'opérateur sur sa bougie armée, elle attaque plus la partie inférieure où on l'applique que la partie supérieure; et comme le caustique, qui se dissout facilement pendant l'opération, a une grande tendance à s'épancher inférieurement, si l'obstacle est en haut il n'en sera que très faiblement attaqué, et on pratiquera nécessairement une fausse route en continuant les cautérisations.

Le chirurgien anglais a passé sous silence un accident plus terrible et qui pourrait bien arriver.

La chaleur du canal amollissant sa bougie, ne pourrait-elle pas laisser échapper le nitrate d'argent qui se trouve enchâssé dans son bout? Quels ne seraient donc pas (car il faut tout prévoir) les dangers qu'on ferait courir à un malade? Un épanchement d'urine ne serait-il pas à redouter? Une hémorrhagie dangereuse ne pourrait-elle pas survenir? Si les corps caverneux étaient ouverts, la mort ne pourrait-elle pas être la suite d'un pareil malheur?

Ce procédé présente trop de défectuosité pour

que des praticiens qui nous liront consentent à l'employer.

Ducamp a triomphé de toutes ces difficultés par l'importante découverte qu'il nous a léguée, et que nous mettons chaque jour en usage avec de si éclatants et authentiques résultats.

Traitement par dilatation.

De temps immémorial on a essayé de guérir les rétrécissements de l'urètre par la dilatation, pour laquelle on s'est servi successivement de bougies de plomb, de baleine, de cordes à boyaux, de bougies médicamenteuses en cire, et autres compositions.

A mesure que l'on fit des progrès, on reconnut le peu d'avantage de tous ces instruments; on fabriqua des bougies emplastiques, des sondes en gomme élastique; c'est à l'aide de ces premières que nos anciens portaient dans le canal leur cathérétique pour détruire et faire suppurer les excroissances ou carnosités de l'urètre.

Les bougies médicamenteuses de Daran, qui eurent pendant long-temps une si grande vogue, sont tombées dans le discrédit. Il en est de même des cordes à boyaux et des bougies métalliques, que quelques chirurgiens, plus avides de faire parler d'eux que d'obtenir des résultats solides, cherchent encore aujourd'hui à faire revivre. Les seules bougies employées maintenant dans la bonne pratique chirurgicale, sont les bougies en gomme élastique, et celles en cire, dites emplastiques[1].

Ces dernières se composent de bandelettes de linge d'un tissu serré et fin, enduites sur leurs deux faces d'une couche de cire jaune bien pure, roulées soigneusement entre les doigts, suivant leur longueur, et ensuite sur un marbre poli, avec un plateau de bois très lisse.

Les bougies en cire ne sont jamais creuses à l'intérieur ; celles en gomme élastique sont pleines ou creuses à volonté.

De ces deux espèces de bougies, celles en cire dont nous nous servons, soit avant, soit après la cautérisation, sont celles qui nous rendent les plus grands services. Plus molles que celles en gomme élastique, elles fatiguent moins les malades ; elles s'insinuent et pénètrent plus facilement dans l'étroite ouverture de l'obstacle : rarement elles labou-

---

[1] Jusqu'à présent nous n'avons eu qu'un seul ouvrier qui soit parvenu à fabriquer avec perfection ces dernières bougies : c'est M. Petit-Colin, rue de Cléry, n. 78. Ducamp lui confia l'exécution de ses bougies à ventre. Depuis la mort de notre ami, ce fabricant n'a pas cessé de nous fournir ces sortes de bougies.

M. Daudé, rue des Arcis, n. 22, arrivera aussi à perfectionner ce genre de fabrication.

rent l'urètre, et elles exposent peu une main non assez exercée à faire fausse route. Arrivées sur le rétrécissement, si on fait quelque effort pour les faire pénétrer, elles se replient sur elles-mêmes, se contournent en tire-bouchon ; on ne tarde pas à s'apercevoir qu'elles n'ont pas franchi l'obstacle, et que chercher à pousser plus avant serait inutile.

On pourrait bien, au moyen d'une corde à boyau, ou d'un fil de plomb, leur donner plus de solidité pour entrer ; mais, après en avoir essayé en 1822, avec Ducamp, nous renonçâmes à recourir à ce moyen, préférant, dans les cas difficiles où les bougies en cire trop fines ne peuvent pénétrer, revenir aux bougies en gomme élastique coniques, ou à celles que nous appelons à mêches.

Petit-Colin apporte aussi une grande modification dans la gradation de ses bougies dites à ventre, qui présentent alors plus de solidité, et que nous introduisons assez fréquemment après la cautérisation, ou lorsqu'il existe quelques fistules urinaires dans le canal.

Nous préférons ces bougies à toutes ces récentes inventions de *compresseurs de l'urètre*, de *dilatateurs métalliques*, ou de *sondes en acier, ou en or, ou en argent*, à renflements, sphériques ou olivaires, qui, tour à tour, ont été préconisés, et même au dilatateur à boyau de chat de Ducamp, dont il ne tarda pas à reconnaître l'inutilité, et que tout récemment un médecin, qui a écrit sur les maladies des voies urinaires, peu au courant sans doute des progrès de la science, a voulu nous redonner comme de son invention.

Les sondes en gomme élastique, flexibles, peuvent encore être employées dans les cas de rétrécissements de l'urètre, parce qu'elles fatiguent beaucoup moins le canal que les sondes solides en argent ou de toute autre composition. C'est Bernard, orfèvre de Paris, qui, le premier, imagina de recouvrir d'un enduit particulier un tissu de soie ouvert dans son intérieur, percé, à son extrémité, d'une ou deux ouvertures ou yeux. Il n'entrait aucune parcelle de caoutchouc dans ces sondes, auxquelles on donna cependant le nom de *gomme élastique.* Depuis, des essais ont été tentés avec cette substance, et ils ont réussi. Nous ne doutons pas qu'insensiblement ces instruments n'arrivent à un degré de perfectionnement qui ne laissera plus rien à désirer.

En général, les sondes les meilleures sont celles dont les parois sont très minces, d'un poli parfait, et dont les yeux faits avec le tissu même ne présentent aucune rugosité sur les bords. Il faut surtout qu'en les pliant en tous sens, elles ne s'écaillent pas, et que l'intérieur soit bien évidé.

C'est surtout lorsqu'on veut laisser une sonde à demeure dans le canal de l'urètre qu'il faut s'assurer de sa solidité et de sa bonne confection.

Les vieillards attaqués de catarrhe chronique de la vessie, qui, pour éviter d'avoir recours à la sonde chaque fois qu'un besoin se fait sentir, préfèrent s'astreindre à porter constamment une sonde en gomme élastique, ne sauraient trop s'attacher à ce choix. Si le tissu en est trop serré, si la composition qui la recouvre n'est pas bien adhérente, on voit, au bout de quelques jours de séjour dans le canal, la sonde s'écailler, ou bien se plier dans la partie qui correspond à la courbure de l'urètre : alors les urines ne coulent que difficilement; les mucosités du canal viennent s'accumuler dans cette défectuosité de la sonde. Si elle ne casse pas entièrement, on éprouvera la plus grande difficulté à la retirer, et ce ne sera pas sans déchirer et labourer le tissu de la membrane muqueuse du canal, déja très disposé à l'inflammation par la présence continuelle d'un corps étranger.

Dans ces cas fâcheux, où cependant nous ne cessons d'engager les malades à renoncer à cet usage bien plus pernicieux qu'utile, il serait plus convenable d'employer les sondes courbes dont nous avons parlé dans le chapitre qui traite des maladies de la prostate.

Traitement par la dilatation, des rétrécissements de l'urètre. — Manière de se servir des bougies et des sondes en gomme élastique.

Avant d'introduire dans l'urètre un corps quelconque, on doit soigneusement huiler, dans toute son étendue, la surface de ce corps étranger : si on éprouve la moindre résistance, il ne faut point employer la force contre elle; car, comme nous l'avons déja prouvé, on s'exposerait à déchirer les parties sur lesquelles la pointe de la bougie viendrait à buter. On évitera cet inconvénient en n'employant, dans le traitement des rétrécissements de l'urètre, que les bougies en cire ou celles en gomme à extrémité soyeuse, auxquelles nous donnons le nom de *bougies à mèches.* Dès que le chirurgien sent sa bougie arrêtée et tendre à ressortir du canal, repoussée par l'obstacle, il doit réitérer ses manœuvres légères, retirer, puis avancer doucement, imprimer quelques mouvements de rotation à sa bougie, pour chercher à engager sa pointe dans l'ouverture de l'obstacle. Si le rétrécissement est situé au bulbe de l'urètre, on fera bien de donner une légère courbure à la bougie, surtout à celles en cire. Si l'instrument s'engage dans l'obstacle, abandonné à lui-même, il ne tend plus à sortir; et, si l'on fait quelques tentatives pour l'en tirer, on sent qu'il est plus ou moins fortement serré et retenu par le rétrécissement. C'est dans ce cas seulement que l'opérateur pourra se permettre, en allongeant la verge d'une main, de tourner de l'autre la bougie, lui faisant ainsi gagner un peu de chemin.

Si le rétrécissement n'est pas arrivé encore à ce degré d'ancienneté, l'opérateur, en passant une bougie un peu plus forte, sent que sa pointe a franchi quelque chose; et, lorsque la plus forte partie de la bougie se trouve engagée sur l'obstacle, qu'elle a déja atteint et commencé de pénétrer, outre qu'elle est dès lors serrée assez fortement pour qu'on sache à quoi s'en tenir, le malade ne manque jamais, à chaque nouvelle exploration, de prévenir le médecin qu'il est arrivé sur la partie malade.

Si le canal de l'urètre est affecté de plusieurs rétrécissements, il est parfois nécessaire de dilater le premier avant d'arriver au second, et ainsi de suite.

Ce traitement par les bougies est toujours long, pénible pour le malade, et souvent difficile pour le chirurgien. Une foule d'accidents peuvent venir l'entraver : les bougies, froissant continuellement l'ouverture des canaux éjaculateurs qui se trouve dans la portion prostatique, donnent souvent naissance à des gonflements considérables des testicules. On peut alors se voir forcé à suspendre, pendant trois semaines ou un mois, toutes nouvelles introductions; ce qui aura pour résultat probable de faire perdre, pendant ce temps de repos, le fruit de ce que l'on avait pu faire en faveur du canal dans la dilatation précédente.

La prostate est très sujette à s'engorger et à passer ensuite à l'état squirrheux; un usage malentendu ou habituel des bougies ou des sondes est souvent la cause de ces tumeurs dures et squirrheuses que nous avons rencontrées chez plusieurs vieillards, soit à la glande, soit au col de la vessie.

Les sondes en gomme élastique ont le même inconvénient que les bougies. Pour faciliter leur introduction, on se sert de mandrins en fil de fer ou en acier; mais dans les cas où il y a rétrécissement, on est très exposé à faire fausse route. La sonde n'est nécessaire dans le traitement que lorsque des fistules urinaires ou des crevasses, survenues derrière le rétrécissement, laissent échapper l'urine dans le tissu cellulaire. Dans ce cas, il est urgent de placer une sonde à demeure, pour empêcher le liquide de passer par le conduit fistuleux.

C'est alors qu'il serait préférable aussi de recourir aux mandrins droits, avec lesquels on peut mieux diriger la sonde qu'avec les mandrins courbes employés généralement. D'un côté, si avec le mandrin droit on éprouve plus de difficultés à franchir l'obstacle; de l'autre, aussi, on risque moins de tomber dans les fausses routes, s'il en existe, ou

d'en faire. Pour user de ces mandrins, il est nécessaire de faire placer son malade debout devant soi;
c'est la manière que nous employons le plus fréquemment et avec succès.

Le traitement des rétrécissements par les bougies
ou sondes ne guérit jamais radicalement, et d'ailleurs, ce qui est encore pis, il a de graves inconvénients.

Après quelques jours d'introduction, si on laisse
les bougies ou sondes à demeure dans le canal, ou
même seulement pendant quelques heures; des
accidents locaux ne tardent pas à se montrer, quelquefois même des phénomènes morbides généraux.

Les sondes et les bougies en gomme élastique
irritent le canal; les cordes à boyaux rempliraient
bien l'indication voulue, laquelle a pour but d'af-
faisser les obstacles, car l'humidité du canal, qu'elles
absorbent, leur donne la vertu de se gonfler; mais
tout l'urètre se ressent de ce gonflement, tandis
qu'il serait nécessaire de n'obtenir ce résultat que
sur le point rétréci. Il est donc inutile d'irriter et de
distendre des parties qui n'en ont nullement besoin.

De concert avec tous les hommes de l'art qui s'occupent spécialement des maladies des organes génito-
urinaires, nous avons tellement reconnu le peu
d'efficacité des cordes à boyaux, que nous n'avons
pas été peu surpris de voir récemment un profes-

seur distingué de l'école de Montpellier préférer à toutes les autres bougies celles de cordes à boyaux, et nous dire que les inconvénients de ces bougies n'existent que pour les praticiens qui n'ont pas l'habitude de les employer.

Nous avons essayé de toutes les bougies en cordes à boyaux, de celles à pointes inégales et dures, comme de celles à pointe arrondie et lisse dans toute leur longueur ; toutes se sont ramollies après quelques minutes d'introduction, avant même d'avoir pu franchir les obstacles, et nous avons été toujours dans la nécessité d'en employer une quantité avant d'arriver à un résultat, souvent même sans pouvoir en obtenir aucun.

Nous avons pareillement abandonné les bougies métalliques en plomb, employées assez fréquemment encore dans la pratique anglaise, comme ayant le double inconvénient de causer, par leur pesanteur, des douleurs atroces qu'une excessive irritabilité ne permet pas aux malades de supporter, et d'occasionner, dans le canal, à la glande prostate, des engorgements inflammatoires qui ne tardent pas à se propager jusqu'aux testicules.

Les bougies en gomme élastique et en cire méritent la préférence, en cela qu'elles dilatent l'urètre sans augmenter de volume par l'humidité et par la chaleur du canal, le dilatant, au contraire, à la façon du coin, en soulevant les parois du point rétréci; mais elles ne mettent pas les malades à l'abri d'écoulements plus ou moins abondants, qui quelquefois surviennent au bout de quelques jours à la suite des introductions, et qui forcent le chirurgien de suspendre, pendant quelque temps, un traitement qui aurait à la longue apporté quelques soulagements à son malade. Ce suintement, ce mucus sécrété par la membrane muqueuse de l'urètre, qui sans cesse vient baigner les parties déja rétrécies, ne manque pas de les gonfler. Le malade craint d'avoir contracté une nouvelle blennorrhagie, surtout s'il a quelque coït suspect à se reprocher, et il croira avoir besoin de recourir à un autre genre de traitement, qui lui serait plus nuisible qu'utile si le médecin avait l'imprudence ou la faiblesse de le lui appliquer à sa demande, attribuant comme lui à un état impur ce qui ne sera que le résultat de la présence des bougies qui ont séjourné trop long-temps dans le canal.

Lorsque nous recourons aux bougies en gomme élastique d'une fabrication supérieure à toutes celles connues jusqu'à ce jour, nous n'éprouvons pas souvent cet inconvénient. C'est que les bougies n'étant plus notre principal moyen de guérison, nous comptons moins sur leur effet et nous ne les laissons séjourner dans le canal qu'un quart d'heure ou une demi-heure au plus.

Le traitement par la dilatation vitale et mécanique, employé généralement dans tous nos hôpitaux, est excessivement long et parfois très douloureux, selon la nature des obstacles. Combien ne voyons-nous pas de malades qui sont incapables de le supporter, la bougie devant être retirée chaque fois qu'une envie d'uriner se fait sentir!

Quant aux sondes à demeure, elles ont le désavantage d'exciter fortement la sensibilité du col de la vessie, de réveiller le besoin d'uriner, de produire des érections fréquentes qu'on ne peut arrêter qu'en retirant le corps étranger qui les provoque; et enfin de ne pas tarder à donner, aux malades qui y sont assujettis, ces écoulements dont nous avons parlé, qui parfois paraissent avoir tous les caractères et toute l'intensité des plus violentes blennorrhagies.

Il est alors de toute nécessité d'abandonner les sondes pour ne plus s'occuper que des moyens propres à faire cesser ces nouveaux accidents.

Le régime antiphlogistique, les bains de siége, les sangsues, les fomentations émollientes, les cataplasmes laudanisés sur le périnée, les lavements légèrement narcotiques, les boissons diurétiques et la diète, sont les seuls moyens convenables pour combattre ces phénomènes morbides qui se sont montrés à la suite d'un traitement dont on espérait un meilleur résultat.

D'après tout ce que nous venons de dire, est-il

donc surprenant que nous voyions des malades dégoûtés de tant de lenteurs, et si mal récompensés de tant de patience, renoncer à des traitements qui ne leur procurent que des souffrances, et venir en réclamer un à la fois plus efficace et moins douloureux ?

CHAPITRE II.

Du cathétérisme forcé, de la ponction de la vessie, et de la boutonnière.

On a vu le juste éloignement que nous avions pour l'emploi de la force et des sondes coniques en argent dans les cas de rétentions d'urine occasionnées par les rétrécissements de l'urètre. Le chirurgien le plus habile est exposé à pratiquer des fausses routes en se servant du cathétérisme forcé. En effet, quelles que soient ses connaissances en anatomie, lorsqu'un obstacle a entièrement dévié la direction du canal, et lorsque cet obstacle se trouvera au bulbe de l'urètre, qui lui répondra que le bec de la sonde ne pénétrera pas de préférence dans le tissu de l'urètre, et n'entrera pas dans la vessie par une fausse route, après avoir percé le canal ?

Les inconvénients de la sonde conique et les

dangers qui l'accompagnent sont aujourd'hui tellement reconnus qu'il n'est que peu de médecins qui
n'y aient pas entièrement renoncé. Il en est à peu
près de même des diverses ponctions de la vessie.
Cependant, avant de passer au traitement des rétrécissements de l'urètre, nous indiquerons sommai-
rement la manière de pratiquer la ponction de la
vessie par le périnée, au-dessus du pubis, ou par
le rectum, et l'opération de la boutonnière, pré-
conisée tout récemment par M. Amussat.

Pour bien pratiquer la ponction par le périnée, il
faut placer le malade, comme pour la taille, au bas
appareil. L'opérateur, placé devant lui, plonge le
poinçon d'acier cylindrique, ou trois-quarts, sur le
côté gauche du raphé, entre le canal de l'urètre et la
tubérosité de l'ischion, à un pouce environ de l'a-
nus. La pointe de l'instrument doit être dirigée pa-
rallèlement à l'axe du corps, et peu en dedans, pour
bien atteindre la partie du bas-fond qui avoisine le
col. Aussitôt que le défaut de résistance et la sortie
de l'urine l'avertissent que le trois-quarts a pénétré
dans la cavité de la vessie, on retire le poinçon, et
on laisse à demeure la canule, que l'on fixe convenablement. On peut encore substituer à cette canule
en argent une sonde en gomme élastique, très
arrondie à son extrémité, ayant un ou deux yeux.
On a soin de fermer avec un fosset en ivoire son

ouverture libre, et un simple bandage fixera cet appareil.

Pour la ponction sus-pubienne ou hypogastrique, le praticien, après s'être bien assuré de la fluctuation, saisit le trois-quarts, et le plonge à la partie la plus déclive de la tumeur formée par la vessie, à un pouce environ de la symphyse du pubis et sur la ligne médiane. Ayant pénétré dans la vessie, il retire le poinçon, et fixe à demeure la canule du trois-quarts. Nous avons eu recours une seule fois à cette opération sur un vieillard âgé de soixante-douze ans, chez qui des efforts répétés de cathétérisme avaient été infructueux; les parties étaient dans un tel état d'inflammation, que nous crûmes devoir recourir à la ponction au-dessus du pubis. Nous employâmes un trois-quarts recourbé, en ayant l'attention de diriger la concavité de l'instrument au pubis; la canule fut enfoncée profondément, et retenue par son pavillon, garni d'une plaque en argent d'un pouce environ. Nous eûmes la douleur de perdre au bout de quelques jours ce malade, qui peut-être serait encore en vie s'il n'avait pas différé aussi long-temps de réclamer nos soins.

Un chirurgien de Lyon, *Fleurant*, fut le premier qui pratiqua la ponction par le rectum. Ce procédé consiste à introduire un ou deux doigts de la main gauche dans l'anus le plus profondément possible ; à glisser ensuite sur ces doigts, qui servent de conducteur, un trois-quarts offrant une courbure ; et à le plonger dans la partie la plus éloignée du bas-fond de la vessie.

De ces trois procédés, que nous avons déja décrits en 1823, époque où parut notre premier travail sur les maladies des voies urinaires, la ponction hypogastrique nous a toujours paru préférable. Par l'hypogastre on arrive à la vessie, sans blesser aucun organe important ; les parties traversées par la canule étant peu épaisses, la présence de ce corps étranger doit développer moins d'inflammation ; les infiltrations d'urine sont moins à craindre que par les ponctions du périnée et de l'anus, la canule pouvant être fixée plus convenablement, et étant sujette à moins de dérangements.

Par la ponction au périnée, on est exposé à blesser la glande prostate, les artères du périnée et les vaisseaux éjaculateurs. La quantité considérable de tissu qu'il faut traverser favorise le développement de l'inflammation, qui, devenant consécutive, pourra faire courir des dangers sérieux au malade. Nous avons vu l'urine s'échapper sur les côtés de la canule, s'infiltrer dans le tissu cellulaire, et y former des abcès considérables.

Dans la ponction par le rectum, nous voyons des fistules être presque toujours la conséquence de cette opération.

Le chirurgien devra donc faire tout son possible pour ne pas être obligé de recourir à l'une ou à l'autre de ces trois ponctions ; et, s'il y est forcé, ce ne sera toujours qu'après avoir essayé de tous les moyens que nous mettons en usage chaque jour avec succès, et encore donnerions-nous la préférence à la *boutonnière*.

Quand le cathétérisme est devenu impossible ; quand les injections forcées, les bougies fines, tous les remèdes locaux et généraux ont échoué ; et quand, par conséquent, la maladie réclame impérieusement une opération qui rende le cours aux urines ; nous préférerions pratiquer au périnée une boutonnière, ou petite incision qui, intéressant la portion membraneuse de l'urètre, permît plus facilement d'introduire dans la vessie, soit une canule, soit une sonde en gomme élastique, qu'on aurait la précaution de laisser à demeure pour éviter l'infiltration de l'urine, jusqu'à ce qu'on ait rendu le véritable conduit en état de remplir sa fonction.

Nous préférerions surtout faire cette incision sur le rétrécissement même ou du moins sur le point qui y correspond, parce que la plaie qui en résulterait pourrait donner lieu à une abondante suppuration, qui produirait un dégorgement favorable sur le rétrécissement dur et calleux qu'il y aurait ensuite à combattre.

Si l'opération de la boutonnière n'avait pas pour

premier inconvénient de produire une fistule, ce serait peut-être l'opération la plus rationnelle et la plus convenable pour arriver au but qu'on se propose, 1° vider la vessie, 2° détruire les rétrécissements sur lesquels la dilatation et la cautérisation même n'auraient que peu d'effet; elle serait préférable surtout au cathétérisme forcé, qui est toujours environné d'écueils, lors même qu'il est pratiqué par des mains habiles.

Une fois que la vessie aurait été débarrassée du liquide qui la remplissait, on parviendrait bien plus facilement à rétablir le cours naturel de l'urine, à donner au canal sa largeur ordinaire, au moyen des sondes ou des bougies, après l'opération de la boutonnière, surtout si l'on avait eu le soin d'inciser le rétrécissement lui-même.

Nous n'avons point encore pratiqué l'opération de la boutonnière; mais si l'occasion s'en présentait, nous n'hésiterions pas à y recourir de préférence aux autres ponctions, en nous servant des indications que nous a fournies notre habile collègue M. Amussat.

CHAPITRE III.

Du scarificateur ou coupe-brides.

—————

M. Amussat est l'auteur d'un instrument ingénieux, auquel il a donné le nom de *scarificateur* ou *coupe-brides*.

Ce nouvel instrument se compose d'une canule d'argent et d'un mandrin d'acier : la canule est longue de huit pouces et graduée ; son diamètre doit varier depuis trois quarts de ligne jusqu'à une ligne trois quarts.

L'extrémité antérieure de cette canule présente sur un de ses côtés une fente longue de quatre à cinq lignes, et sur le bout une petite entaille d'un quart de ligne de profondeur.

Le mandrin est formé par une petite tige d'acier aplatie, qui est proportionnée au volume de la canule. Cette tige présente une demi-lentille qui, l'instrument étant fermé, vient se loger dans la petite entaille de la canule dont nous avons parlé.

Sur l'autre côté règne une lame tranchante, plus ou moins saillante, mais qui l'est davantage dans le point correspondant à la demi-lentille.

A l'autre extrémité du mandrin se trouve un

petit manche cannelé, qui est fixé par une vis qui
doit toujours être placée de manière à correspondre au tranchant, pour indiquer où celui-ci se
trouve quand on opère.

L'instrument étant fermé, il présente une extrémité mousse, et la lame du mandrin, reçue dans la
fente de la canule, ne fait aucune saillie en dehors.

Chaque canule peut avoir deux mandrins, dont
l'un est plus fort que l'autre; mais pour cela il faut
que les deux extrémités de la canule soient d'iné-
gale grosseur; elles présentent alors toutes les deux
la même disposition. Ainsi avec deux canules on
peut avoir quatre scarificateurs, ce qui est tout-à-fait
suffisant.

Triomphant presque constamment des rétrécissements de l'urètre par la cautérisation et la dilatation, nous n'employons que bien rarement l'ingénieux instrument de M. Amussat, qui ne doit être
conduit dans le canal que par une main exercée,
de crainte d'intéresser d'autres parties que les brides
ou les rétrécissements.

Voici la manière d'agir avec cet instrument :

Recouvert d'un corps gras quelconque, on l'introduit le plus profondément possible dans l'urètre ; on pousse d'une ligne ou deux le mandrin,
dont la demi-lentille, qui devient saillante en sortant de l'entaille pratiquée sur l'extrémité, est bientôt arrêtée par l'obstacle, quand on retire seule-

ment l'instrument; alors l'opérateur fait éprouver à celui-ci un mouvement de rotation, pour faire correspondre le tranchant au point saillant qui a arrêté la lentille. Quand il y est parvenu, ce dont il peut s'assurer par la position de la vis qui sert à fixer le manche du mandrin, il fait agir le tranchant de celui-ci, en le poussant hors de la canule et en le pressant sur la bride qu'il veut diviser. La division opérée, il fait rentrer le mandrin dans la canule et retire le tout, sans craindre de blesser les parties saines du canal.

Avec ce scarificateur, dont, comme nous l'avons déja dit, le perfectionnement récent est dû à M. Amussat, qui aujourd'hui en fait son instrument le plus habituel, on est moins exposé à blesser le canal qu'avec l'urétrotome ou les premiers scarificateurs de son invention.

Nous avons employé plusieurs fois le scarificateur que nous venons de décrire pour diviser des coarctures ou brides très dures de peu d'étendue, qui offraient beaucoup de résistance, et où le caustique non seulement ne pouvait être appliqué avec précision, mais encore où il ne paraissait avoir que peu de prise. Dans tous les cas, on ne doit user de scarificateur qu'avec beaucoup de circonspection, sur des rétrécissements peu éloignés du méat urinaire, et enfin lorsque la cautérisation et la dilatation mécanique ont totalement échoué.

CHAPITRE IV.

De la cautérisation. — Méthode de Ducamp perfectionnée.

Maintenant que nous avons passé rapidement en revue toutes les méthodes de traitement employées jusqu'à ce jour pour détruire les rétrécissements qui surviennent dans le canal de l'urètre ; maintenant que nous avons clairement démontré qu'elles laissent toutes quelque chose à désirer ; que non seulement elles ne promettent qu'une cure palliative, mais encore qu'il existe réellement des dangers à les mettre en pratique ; que la dilatation seule n'est pas durable ; que la bougie armée porte avec elle le double inconvénient d'exposer sans cesse aux fausses routes, et de voir renaître la maladie plus terrible qu'auparavant ; nous allons examiner si la méthode de Ducamp obvie à tous ces inconvénients, et si l'expérience a sanctionné suffisamment sa supériorité sur toutes celles employées jusqu'à ce jour.

La chirurgie, qui dans l'espace de peu d'années a fait de si grands progrès, ne pouvait pas rester en arrière sur une branche aussi importante de l'art de guérir. Doué d'un génie supérieur, Ducamp ne voulut plus qu'un médecin introduisît à tâtons une sonde ou une bougie dans une partie aussi délicate que l'urètre : s'écartant des sentiers battus, il ne fut point découragé au milieu des obstacles sans nombre qu'il a dû rencontrer avant d'arriver au but qu'il se proposait d'atteindre, et c'est par des veilles studieuses, qui lui ont coûté la vie, qu'il est parvenu à rendre à l'humanité le service le plus important, tout en faisant faire un grand pas à la science.

Reconnaissant bien que la dilatation seule ne suffisait pas pour détruire les coarctations de l'urètre, il sentit que c'était entreprendre peu de chose pour la cure, si l'on ne parvenait à détruire entièrement la disposition morbifique des parties rétrécies ; ce fut donc avec cette justesse d'esprit qui caractérisait notre jeune ami, qu'il en conclut que le traitement de cette maladie devait être basé sur cette double indication : *détruire l'état morbide des parties formant l'obstacle, et mettre ces parties de niveau avec le reste du canal par une véritable perte de substance.* Ce sera donc d'après ce but si bien énoncé que nous devrons désormais nous conduire pour arriver à détruire complétement les obstructions de l'urètre, et nous tâcherons aussi d'obtenir une cicatrice aussi large que le canal lui-même, lequel, dans l'état sain, a environ de trois à quatre lignes de diamètre.

C'est le nitrate d'argent qui nous sert à remplir la première indication.

Le nitrate d'argent cristallisé est l'agent chimique que nous employons depuis plus de douze ans, comme exerçant une double action.

En agissant sur une partie affectée, non seulement il en détruit les superfluités, mais encore il les modifie, et fait cesser l'état ou la disposition morbide qui y existait.

Il peut y avoir quelques dangers à employer le nitrate d'argent, mais il en est de même de tous les caustiques, surtout quand on les met en contact avec des parties aussi sensibles que la membrane muqueuse de l'urètre; et, nous ne saurions trop le répéter, les dangers et les inconvénients ne sont point attachés à l'agent chimique, mais seulement à la manière de l'employer.

Ayez soin de bien mesurer son action, de la tenir renfermée dans de justes bornes et de ne l'appliquer qu'à propos et avec la plus rigoureuse précision, il ne présentera plus aucune espèce d'inconvénients.

La preuve en est que tous les jours nous voyons la pierre infernale être employée avec succès pour faire cicatriser des fistules anciennes de la glande porotide, des ulcères de la cornée et du bord libre des paupières, pour détruire des hernies de l'iris et de la choroïde. Si donc dans tous ces cas les caustiques sont mis en usage avec un égal succès et sans accidents sur des organes aussi délicats et aussi sensibles que l'œil, nul doute que nous ne nous en servions avec la même efficacité dans le traitement des rétrécissements de l'urètre. Nous en obtiendrons des effets très salutaires, si, à l'aide d'instruments convenablement appropriés, nous parvenons à introduire un caustique dans le canal sans affecter les parties saines et à le mettre en contact uniquement avec les carnosités qui occasionnent le rétrécissement dont dérive la perturbation du cours des urines.

Un individu est attaqué de rétention d'urine; il existe chez lui un rétrécissement de l'urètre : il faut d'abord reconnaître parfaitement l'existence de ce rétrécissement; à quelle distance du méat urinaire se trouve l'obstacle; s'il est au-dessus ou au-dessous de la déclive du canal. On ne doit rien négliger dans une première et une seconde exploration.

Il faut encore reconnaître la longueur du rétrécissement, pour ne l'attaquer juste que là où il commence et où il finit.

Nous allons successivement indiquer les instruments que nous employons pour arriver à des indices sûrs et précis.

A l'aide des bougies en gomme élastique, nous sommes toujours à même de reconnaître s'il y a un ou plusieurs obstacles.

La sonde exploratrice de Ducamp fait connaître parfaitement où existe l'ouverture du rétrécissement, et sa situation positive. La division du pied est tracée sur une sonde ouverte des deux bouts; l'ouverture antérieure de la sonde est moins grande que la postérieure; on passe de la soie plate retenue par plusieurs nœuds trempés dans de la cire fondue; cette soie, passée au moyen d'un cordonnet dans la sonde, en entrant par l'ouverture la plus large, arrive à l'autre bout plus étroit, s'y trouve engagée et retenue non seulement par les nœuds de la soie, mais encore par le bourrelet que la cire forme. La soie dépassant l'extrémité antérieure de la sonde, y forme une espèce de petit pinceau qui, trempé dans un mélange de cire jaune, de diachyllum, de poix et de résine, à parties égales, en ayant soin d'en mettre une quantité qui puisse égaler le volume de la sonde, forme une espèce de tête de cire à mouler.

Lorsqu'elle est entièrement refroidie, on peut donner à cette cire la forme que l'on désire, soit en la malaxant dans ses doigts ou en la roulant sur un corps lisse et poli, le marbre par exemple.

Les filaments de la soie qui ressortent de la sonde font parfaitement corps avec cette cire, qu'on porte dans le canal jusqu'à ce que l'on soit sur le rétrécissement.

On laisse quelques instants cet instrument en

place, puis l'on pousse très légèrement la sonde ; la tête de cire qui se trouve appliquée au rétrécissement, chauffée et ramollie par les parois du canal qui la pressent de toutes parts, ne peut faire autrement que de remplir toutes les anfractuosités de l'urètre. Se moulant ainsi sur la forme intérieure du canal, où elle pénètre jusque dans la simple petite ouverture, qui ne donne quelquefois passage qu'à quelques gouttes d'urine, elle en rapporte fidèlement l'empreinte. Pour cela, il faut avoir soin de la retirer avec précaution et sans la faire tourner dans les doigts.

C'est à l'aide de cette première exploration, qui ne doit durer que quelques minutes, que nous reconnaissons toujours où existe l'obstacle. S'il est réparti dans toute la circonférence du canal, on voit que l'indication est de cautériser toute cette circonférence : si la petite tige qui a pris l'empreinte de l'ouverture la conserve, après avoir pénétré inférieurement ; l'indication sera de porter le caustique plus particulièrement en haut, pour détruire le bourrelet qui forme le rétrécissement supérieur. On voit qu'à l'aide de la sonde exploratrice, dont nous venons de donner la description et qui est représentée sur la planche, *fig.* 1 et 2, nous parvenons constamment à nous rendre compte des progrès du traitement et de tous les changements qui surviennent dans le canal de l'urètre.

L'application de la sonde exploratrice n'est pas difficile, elle demande cependant quelques précautions auxquelles il faut avoir égard. On ne doit pas la pousser trop fort contre l'obstacle, de peur qu'elle ne laisse au-delà du rétrécissement quelques parcelles de cire, accident qui ne peut, il est vrai, entraîner aucun inconvénient, puisqu'un instant après l'urine les entraînerait dans son cours; mais qui nécessiterait la réapplication de l'instrument, l'opération étant manquée.

Si l'on a à prendre une empreinte au-delà de six pouces à partir du méat urinaire, il est nécessaire d'imprimer à la sonde exploratrice une légère courbure avec un stylet; il sera même mieux de se servir d'une sonde en gomme élastique courbe.

Quand nous avons les données nécessaires sur la situation des rétrécissements de l'urètre, il nous reste encore à connaître quelle est la longueur de l'obstacle. La sonde exploratrice n'a pu encore remplir à elle seule cette indication. Les bougies emplastiques, un peu plus recouvertes de cire que celles que nous employons à la dilatation, remplissent très bien cet objet : si elles parviennent à franchir l'obstruction, une rainure plus ou moins profonde s'y fait remarquer, et nous indique la longueur de l'obstacle. La pression qu'il exerce sur la bougie la force à recevoir l'empreinte du rétrécissement, et si la bougie file jusqu'à la vessie, plusieurs rainures qu'elle rapporte démontrent clairement qu'il existe plusieurs endroits rétrécis dans le canal.

Il est un inconvénient qui se présente fréquemment dans les cas de rétention complète ou seulement de grande difficulté à uriner : c'est qu'il est de toute impossibilité de faire franchir un obstacle à la bougie la plus fine.

Ducamp avait pensé qu'à l'aide de ses conducteurs en gomme élastique, il parviendrait facilement à faire franchir à des bougies fines les rétrécissements ; mais il a été à même plusieurs fois de s'assurer de leur complète inutilité : nous-mêmes nous avons depuis long-temps renoncé à nous en servir, préférant patienter, et commencer à dilater doucement le rétrécissement avec les bougies coniques en gomme élastique, jusqu'à ce que, faisant pénétrer une bougie en cire n° 3 ou 4, nous ayons des données certaines pour la cautérisation.

Ce que les praticiens ne doivent jamais perdre de vue, c'est que l'emploi de la force est toujours proscrit de toutes nos opérations : c'est toujours avec prudence et douceur que l'on doit agir. On tourne légèrement la bougie dans les doigts pour la faire parvenir ; et si l'on s'aperçoit qu'elle bute contre l'obstacle, il faut la retirer de quelques lignes, et de nouveau tenter de l'engager dans l'étroite ouverture du rétrécissement.

C'est ainsi que nous avons constamment agi dans tous les cas critiques où nous avons été mandé auprès des malades qui demandaient de prompts soulagements; et cependant nous n'avons employé ni le cathétérisme ni la ponction, opérations pour lesquelles nous avons, dans un chapitre précédent, montré toute notre répugnance. Les vessies des malades confiés à nos soins ont toujours été évacuées, et jamais nous n'avons eu à déplorer de ces accidents graves, tels que la rupture soit de la vessie, soit du canal de l'urètre, à la suite d'une violente rétention d'urine.

Avec les bougies coniques, nous nous apercevons de suite si nous avons franchi l'obstacle : la résistance que nous éprouvons est légère; elle ne provient plus que des parties latérales, et la bougie augmentant graduellement de volume, ce léger renflement suffit pour écarter peu à peu les parois de l'obstacle. Si le malade n'est pas pressé de l'envie d'uriner, on laisse cette bougie environ vingt minutes en place; et, au moment où on la retire, l'urine s'échappe à sa suite assez fort pour soulager pendant un certain temps un malade qui cependant pouvait être en danger.

On recommence chaque jour ces petites opérations, qui, dans tous les cas, et même les plus graves, devront être employées, afin de n'avoir plus recours au cathétérisme forcé.

De cette manière on entrera en tout temps dans la vessie, et par les plus petites ouvertures.

Dès que nous aurons obtenu l'empreinte et la longueur du rétrécissement; que l'inflammation qui s'était emparé du malade par suite des accidents de la rétention d'urine est dissipée, nous opérerons avec précision quand il s'agira d'en venir à l'emploi du porte-caustique pour attaquer et détruire radicalement les rétrécissements de l'urètre.

Ducamp fit construire, pour mesurer la longueur des rétrécissements, un instrument que nous allons décrire, quoique nous l'employions rarement dans notre pratique.

Cet instrument se compose d'une canule de gomme élastique, n° 3, terminée antérieurement par un bout en or de six lignes de longueur; deux pièces mobiles, d'une ligne et demie d'étendue, font partie du petit cylindre d'or qui termine l'instrument, et sont fixées, à son extrémité antérieure, par deux charnières : ces deux pièces mobiles sont soudées, par leur autre extrémité, à deux petits ressorts, lesquels se réunissent sur un mandrin qui parcourt tout l'instrument et le dépasse de deux ou trois lignes. D'après ces dispositions, les pièces mobiles étant rapprochées forment avec le reste de l'instrument un cylindre terminé par un bout arrondi; mais, en poussant le petit mandrin, les deux pièces mobiles sont soulevées, et forment à l'extrémité de la canule un renflement ou tête de deux lignes de diamètre. Pour mesurer un rétrécissement avec cet instrument, on tâche de lui faire franchir l'obstacle, soit en le faisant pénétrer dans le canal comme une simple bougie, ou mieux à l'aide d'un conducteur : poussant ensuite le mandrin, les pièces mobiles s'écartent du corps de l'instrument. On retire doucement ce dernier; la tête s'arrête sur la surface postérieure de l'obstacle, tandis que l'extrémité du conducteur est appuyée sur la face antérieure de ce même obstacle. De cette manière, l'espace compris entre l'extrémité du conducteur et la tête de l'autre instrument, indique l'étendue de ce rétrécissement, toujours avec le secours de l'échelle de proportion tracée sur la canule en gomme élastique.

Nous n'avons point donné le dessin de cet instrument très compliqué, parce que nous n'en faisons usage que très rarement, les bougies ayant constamment rempli l'objet que nous nous proposions.

Maintenant que nous avons toutes les connaissances préliminaires qui sont indispensables pour appliquer le caustique d'une manière convenable; maintenant que nous savons bien quelle est la partie qu'il faut épargner, quelle est celle qu'il faut détruire, et dans quelle étendue il faut le faire;

maintenant que, par une dilatation répétée pendant
quelques jours, à l'aide de bougies coniques, nous
avons légèrement agrandi l'ouverture de l'obstacle,
si nous avons un instrument approprié à la chose,
nous pourrons à volonté détruire le rétrécissement,
dans toute son étendue, en le touchant d'avant en
arrière et de dedans en dehors. Nous pourrons
aussi, suivant le besoin, le cautériser circulairement, ou n'intéresser qu'une plus ou moins grande
étendue de sa circonférence.

Examinons si les porte-caustiques, que nous devons au génie créateur de notre jeune devancier,
peuvent remplir cet objet.

De nombreuses cures sont là pour attester les
bons résultats et l'efficacité de cette nouvelle méthode de guérir.

Le porte-caustique de Ducamp se compose d'une
canule en gomme élastique très flexible, des
n°ˢ 4, 6 ou 8, de huit à neuf pouces de longueur,
et d'une douille en or ou en platine de onze lignes
de longueur et de même grosseur que le tube en
gomme élastique.

Cette douille porte extérieurement, dans quatre
lignes d'étendue, un pas de vis, au moyen duquel
elle peut s'adapter au tube de gomme élastique et
faire corps avec lui ; à son autre extrémité se trouve
une autre vis de deux lignes et demie d'étendue,
sur laquelle vient se fixer une petite capsule arron-

die à son extrémité antérieure, et percée à son centre, pour laisser passer la tige centrale de l'instrument.

L'intérieur de la douille présente, dans la moitié de sa circonférence, deux arêtes saillantes qui se prolongent jusqu'à son extrémité, en laissant entre elles, de chaque côté et sur deux points diamétralement opposés, une partie vide qui forme de bas en haut une coulisse. Un cylindre de platine de dix lignes de longueur et d'une ligne de diamètre, supporté par une bougie de gomme élastique de huit et demi à neuf pouces et demi de longueur, lui sert de manche et complète l'instrument.

Ce cylindre de platine porte, à cinq lignes de son extrémité antérieure, une goupille qui la dépasse d'un quart de ligne de droite à gauche; à une demi-ligne au-dessous de cette goupille, il porte, dans trois lignes d'étendue, une rainure profonde, ayant à peu près trois quarts de ligne de largeur.

D'après ces dispositions, la tige étant introduite dans la canule de gomme élastique, et la douille de platine se trouvant vissée et goupillée sur le tube, lorsque la goupille est appuyée sur le rétrécissement, l'extrémité du cylindre dépasse l'extrémité de la douille, entre dans l'ouverture du rétrécissement, et y porte le caustique que l'on dirige à volonté en haut, en bas, ou sur les côtés, au moyen de quoi on peut cautériser à son gré ou un seul point de la circonférence, ou une plus grande étendue, ou sa totalité, en faisant décrire des mouvements plus ou moins grands à l'instrument.

Admettons que nous avons reconnu, par l'exploration du canal, qu'il existe à cinq pouces de profondeur un obstacle de deux lignes d'étendue, dont l'ouverture est au centre. Le porte-caustique étant huilé et fermé, nous l'introduisons dans le canal; il rencontre, à cinq pouces de profondeur, une résistance, et la marque qui indique cinq pouces se trouve à l'orifice extérieur de l'urètre. Nous faisons alors décrire un quart de cercle à la tige intérieure, et nous la poussons en avant; le cylindre, garni de caustique, sort de sa gaîne et pénètre dans le rétrécissement. Comme il est utile de cautériser ce dernier dans toute sa circonférence, nous faisons tourner doucement l'instrument sur son axe, en le poussant légèrement, de manière à ce qu'il n'abandonne pas l'obstacle. Au bout d'une minute, nous retirons la tige intérieure, le caustique rentre dans sa gaîne, et nous ôtons l'instrument.

On voit que dans cette opération le caustique, en allant et en revenant, n'a point intéressé les parties antérieures à l'obstacle, il a touché ce dernier dans toute son étendue, d'avant en arrière, et de dedans en dehors. Quand l'eschare sera détachée, le canal se trouvera élargi de toute l'épaisseur des parties que le caustique a frappées de mort.

Si le bourrelet qui forme l'obstacle, et qu'il faut détruire, se trouve à la partie supérieure, nous introduisons le porte-caustique de la même manière; nous dirigeons la rainure qui contient le caustique en haut, et nous faisons mouvoir l'instrument de droite et de gauche, en lui faisant décrire un demi-cercle seulement; de cette sorte, le caustique détruit la paroi supérieure du lieu rétréci, sans intéresser l'inférieure.

Si, au contraire, la partie qu'il faut détruire, est en bas, nous dirigeons le caustique de ce côté; si elle est à droite, nous le portons à droite et réciproquement.

Nous avons fait subir quelques modifications au porte-caustique en gomme de Ducamp; modifications que sans doute il n'eût pas manqué d'apporter dans cet instrument, si la mort n'était pas venue le surprendre au milieu de ses travaux et de ses utiles découvertes.

La canule de nos porte-caustiques en gomme élastique est un peu plus grande; la division du pied y est fidèlement tracée, et il n'y a point de pas de vis dans la douille qui est très solidement goupillée sur la canule en gomme; le cylindre de platine est supporté par une tige en métal, et la cuvette qui reçoit le nitrate d'argent, sortie entièrement de la canule, est retenue à sa base par une tête arrondie qui, n'étant pas en rapport avec l'ouverture de l'extrémité de la canule, ne peut à tout événement exposer jamais l'opérateur à laisser échapper sa cuvette dans le canal de l'urètre (fig. n°ˢ 6 et 7).

Nos porte-caustiques portent en outre un pavillon qui, avec un curseur, nous sert à fixer la tige métallique portant le caustique, et à placer, soit supérieurement soit inférieurement, la rainure qui contient l'agent chimique de la cautérisation. A l'exemple de M. Amussat et de M. Lallemand, nous avons aussi fait construire des porte-caustiques en platine et en argent.

Ces instruments diffèrent quelque peu de ceux de ces deux praticiens; ils s'ouvrent en faisant faire au mandrin un quart de tour, sans pour cela que la canule ou le mandrin recule. On tourne la tige du mandrin, et le caustique renfermé dans la cuvette est de suite en contact avec la partie qu'il est nécessaire de cautériser; aussi on n'est point exposé à cautériser en deçà ou au-delà. Dans le moment où on pousse la tige pour faire cette opération, il n'y a qu'à tourner l'instrument pour arriver au but qu'on se propose, qui est d'attaquer le rétrécissement d'une manière sûre.

La cautérisation terminée, on fait tourner la tige du mandrin, et la cuvette rentre dans la partie de la canule non ouverte. On n'a donc pas à craindre de pincer la muqueuse urétrale, comme cela arrive trop souvent, surtout avec les porte-caustiques courbes du professeur de Montpellier, et le jeune praticien qui cautérise pour la première fois est bien moins exposé à l'erreur.

Du reste, comme la division du pied est tracée sur tous les instruments courbes ou non, l'extrémité antérieure de cette canule a un peu plus d'épaisseur sur une moitié de sa circonférence que partout ailleurs. L'autre extrémité est garnie d'une petite boîte en cuir, destinée à empêcher que le caustique, dissous par les humeurs de l'urètre, ne vienne, pendant l'opération, attaquer les doigts du chirurgien.

A l'extrémité du mandrin, qui dépasse la canule de douze à quinze lignes, se trouve un manche cannelé, qui y est fixé au moyen d'une vis qui doit toujours être placée de manière à correspondre au côté du mandrin sur lequel est fixé le caustique (V. la planche et son explication n⁰ˢ 8, 9, 10 et 11.)

Nos cuvettes contenant le nitrate d'argent destiné à attaquer les rétrécissements, sont très petites, l'expérience nous ayant prouvé que bien des accidents, que d'ailleurs on a exagérés, ne seraient point arrivés si l'on avait évité constamment de porter une trop grande quantité de caustique sur l'obstacle, et surtout si l'on n'avait pas cautérisé trop long-temps.

Avec nos petites cuvettes et nos applications d'une demi-minute, nous arrivons au même résultat sans produire plus d'inflammation ; et, ce qui paraîtra surprenant, sans être obligé de faire une plus grande quantité d'applications.

Les effets du caustique appliqué de cette manière sont vraiment prodigieux; nous avons vu des malades atteints d'un seul rétrécissement chez qui une amélioration s'est fait sentir le jour même de la cautérisation. Ils rendaient leurs urines par un jet plus gros, et éprouvaient moins de douleurs en urinant. On en sent facilement la raison : la surface intérieure du rétrécissement, qui est douée d'une si grande sensibilité, étant modifiée, les urines en traversant l'obstacle passent sur une partie morte au lieu de passer sur une partie très sensible et très irritable. Le lendemain ou le surlendemain, l'eschare se détache, et le malade, à sa grande surprise, urine par un jet gros comme une plume de corbeau. Une seconde application, et au plus une troisième, suffit, dans la majorité des cas, pour détruire l'obstacle, et pour faire uriner peu à peu le malade à plein canal.

Les observations que nous donnerons, choisies dans plus de douze cents guérisons, mettront la vérité de ces faits dans la plus grande évidence.

La douleur causée par les applications du caustique est à peine plus grande que celle produite par l'introduction d'une bougie de moyenne grosseur ; lorsque, comme nous le faisons par fois, nous cautérisons des malades sans les prévenir, ils n'établissent le plus ordinairement aucune différence entre l'une et l'autre de ces deux opérations.

Un de nos collègues, M. Ségalas, qui comme nous s'est livré à la spécialité des maladies des organes génito-urinaires, nous rapporte, dans son ouvrage, la cure d'un marchand de vin, qui ne cessait de s'élever contre ce mode de traitement, et qui cependant n'a été guéri que par son moyen. Il a constamment été trompé sur les applications successives que son affection a nécessitées.

L'inflammation produite par la cautérisation est nulle, à moins, comme je l'ai déja fait observer, que l'opérateur ne se soit servi de porte-caustiques mal confectionnés, ou qu'il ait cautérisé trop long-temps avec des cuvettes semblables à celles que nous avons par fois rencontrées dans le commerce.

Chez quelques malades, nous avons vu arriver un petit écoulement après l'application; chez d'autres, sujets depuis long-temps à ces écoulements, nous les avons vus disparaître.

L'hémorrhagie n'a jamais lieu dans ce traitement; les parties qu'on intéresse étant toujours éloignées des corps caverneux, il n'y a pas à craindre de faire une fausse route, puisqu'on ne doit cautériser que lorsqu'on pénètre dans l'ouverture du rétrécissement, et que la force est désormais bannie de toutes nos opérations.

Nous mettons toujours un intervalle de trois

jours entre deux applications; nous contentant de passer une bougie en cire de petit calibre et bien enduite de cérat, que nous ne laissons que quelques minutes en place, pour faciliter la sortie des urines et le détachement des eschares. Nous ramenons parfois sur la bougie, en la retirant de l'urètre, des parcelles de ces eschares; c'est autant de chemin fait vers la guérison.

La grande pratique nous dispense bien souvent d'employer les sondes exploratrices; à l'aide de nos bougies en cire, nous voyons toujours de combien a grandi l'ouverture du rétrécissement, et nous savons très bien les points qui font encore saillie et qu'il faut détruire. Lorsque nos bougies arrivent jusqu'à la vessie, nous avons la certitude qu'il n'y a qu'un rétrécissement; en conséquence, nous continuons nos applications en les dirigeant sur les parties les plus saillantes, jusqu'à ce que les bougies n°s 6 et 8 passent avec facilité. Alors nous suspendons les cautérisations pour ne plus nous occuper que de la dilatation des parties attaquées.

Quand il existe un second rétrécissement, nous l'attaquons de la même manière dès que les instruments peuvent l'atteindre avec facilité, et s'il y en a un troisième, nous ne commençons le travail de sa destruction que lorsque celle du second est complétement opérée.

Si parfois il nous est arrivé de cautériser deux

obstacles dans la même séance, c'est qu'ils n'étaient pas assez prédominants dans le canal pour nous faire craindre de l'inflammation, et par suite une rétention complète d'urine. Il est convenable cependant de procéder toujours méthodiquement.

Les second et troisième obstacles se rencontrent ordinairement de six à sept pouces du méat urinaire. En général, nous atteignons assez toutes les distances à l'aide de nos petits porte-caustiques, tels que nous les avons décrits. Cependant la courbure que l'urètre présente dans cette partie est un empêchement pour bien des médecins, surtout pour ceux qui n'ont pas l'habitude des instruments droits. Dans ces cas assez nombreux, il faut se servir du porte-caustique courbe, en argent ou en platine, qui se compose d'une canule courbe qui a deux yeux placés, l'un dans sa partie concave et l'autre dans sa partie convexe; le mandrin s'articule par plusieurs chaînons dans sa partie courbe, qui se développent dans tous les sens, de manière à pouvoir le faire tourner dans la partie concave et convexe, selon la nécessité. On tient le caustique caché, en faisant tourner le mandrin à moitié, ce qui se reconnaît au moyen d'un repère placé sur la boîte à liége. La rotation du mandrin ne peut pas varier, une ouverture demi-circulaire étant pratiquée sur la boîte à liége pour en régler la course. Ces deux porte-caustiques, le droit et le courbe, qui portent notre nom, ont été très bien exécutés par Sanson.

On doit proportionner l'étendue de l'application à celle du rétrécissement; mais, dans le cas où ce dernier serait trop long, au lieu de l'attaquer dans toute son étendue d'un seul coup, il est préférable de le détruire progressivement par des applications de deux à trois lignes. Des eschares trop longues, venant à sortir difficilement, obstrueraient complétement le canal dans le lieu rétréci; d'ailleurs, des applications très étendues pourraient irriter et enflammer le canal.

Un dixième de grain de nitrate d'argent suffit pour chaque application; dans la grande majorité des cas, deux ou trois applications suffisent pour détruire l'obstacle, et l'on ne doit pas perdre de vue que la cicatrice sera d'autant plus mince et délicate qu'on aura moins détruit de parties.

Que l'envie d'aller vite et de gagner deux ou trois jours sur la durée du traitement ne fasse jamais oublier ce principe, qu'il faut détruire le rétrécissement, mais avec le moins de caustique possible.

Voici la manière de placer le nitrate d'argent dans la rainure du porte-caustique.

On retire tout ce qui reste de la dernière application; on place du nitrate d'argent réduit en poudre dans la rainure, et l'on dirige, au moyen d'un cha-

lumeau, la flamme d'une bougie au-dessous de la
rainure : la matière entre bientôt en fusion, et remplit exactement cette rainure. Il ne faut point trop
pousser la chaleur, car on ferait boursouffler la matière; il faut que la chaleur soit juste suffisante pour
faire entrer le nitrate d'argent en fusion.

Si quelques points du caustique dépassent trop
les autres, on les enlève avec la pierre-ponce ou de
toute autre manière.

La rainure de nos porte-caustiques reçoit à peine
un demi-grain de nitrate d'argent; mais, en ne laissant l'instrument en place que pendant une demi-
minute, il ne s'en dissout guère que le tiers. Pour
nous, qui sommes si fréquemment obligé de charger
nous-mêmes les cuvettes de nos porte-caustiques,
nous employons de préférence le nitrate d'argent
cristallisé, qui ne demande point d'entrer en fusion
pour remplir toute la rainure et s'y maintenir; des
morceaux de nitrate d'argent cristallisé, fixés à l'aide
d'une pince plate en platine, nous dispensent de tous
ces petits soins minutieux.

Ce dernier sel convient surtout quand on l'emploie sur-le-champ; il est plus soluble que le premier, et agit par conséquent avec plus de promptitude et de force [1].

Il ne faut jamais appliquer le caustique quand le

[1] Tout récemment un praticien, aux intentions duquel
nous nous plaisons à rendre justice, a proposé de se servir du

canal est dans un état d'inflammation ; par exemple, après une rétention complète d'urine. Il faut, avant d'y avoir recours, faire cesser cette inflammation par les moyens antiphlogistiques que nous avons indiqués dans nos précédents chapitres.

Nous venons de remplir la première partie de l'indication que nous avons établie. Nous avons, à l'aide du nitrate d'argent, détruit l'obstacle dans toute son étendue, sans intéresser les parties saines. Il nous reste maintenant à remplir la seconde partie de l'indication, qui consiste à obtenir une cicatrice aussi large que le canal dans l'état naturel, c'est-à-dire de trois à quatre lignes de diamètre.

Ducamp proposa deux instruments pour arriver à ce résultat : il nommait l'un *dilatateur*, et l'autre *bougie à ventre*.

Nous avons abandonné le premier, nous ne nous occuperons donc que du second.

Les bougies en cire avec ou sans renflement exigent beaucoup moins d'embarras que le dilatateur compliqué dont Ducamp nous a donné la description, et qui consistait en une petite poche oblongue

nitrate d'argent à l'état liquide pour cautériser et détruire les obstructions du canal de l'urètre ; mais nous doutons que, quelle que soit la perfection de ses instruments, il puisse borner les effets de son caustique avec cette précision mathématique que nous y apportons, à l'aide de nos nouveaux porte-caustiques.

de boyaux de chat préparés, que l'on enflait ensuite avec du lait et de l'eau, après avoir fait pénétrer l'instrument dans le canal de l'urètre. Il avait des dilatateurs de trois numéros différents.

La distension produite par ce dilatateur est trop peu permanente ; il faut y revenir souvent. Il est douloureux pour les malades ; parfois beaucoup de praticiens ne seraient pas en position de se procurer les ingrédients nécessaires pour compléter cet instrument ; il exige beaucoup de lenteur dans son application. Les bougies à ventre nous épargnent tous ces embarras, de même que les bougies recouvertes de cire à mouler nous fournissent toujours des données certaines sur la longueur des rétrécissements.

Pour rendre au canal son état primitif, nous nous servons, après l'application du porte-caustique, de bougies en cire qui ont des ventres ou renflements vers le milieu. Les personnes qui n'ont aucune idée de la conformation de l'homme, de ses parties sexuelles, seraient sans doute étonnées de voir la grosseur des bougies dont nous nous servons. Le ventre, de deux, trois et même quatre lignes, fait dire au premier coup d'œil qu'elles n'entreront pas dans l'urètre. N'ayant jamais fait attention qu'à la petite ouverture que présente la verge, qui n'a que deux lignes et demie tout au plus de diamètre, les malades redoutent la douleur insupportable qu'ils croient devoir suivre l'introduction de ces bougies.

Nous pouvons cependant assurer que la douleur est légère, qu'elle se fait sentir principalement à l'entrée du méat urinaire, et qu'une fois l'ouverture du gland franchi, elles se trouvent en rapport avec un canal qui a partout trois ou quatre lignes de diamètre.

Les plus petites bougies employées pour dilater le canal ont un ventre de deux à deux lignes et demie sur dix-huit lignes d'étendue : la plus grosse dont nous nous servons a environ quatre lignes de diamètre; elles ont l'avantage de ne distendre absolument que le point rétréci, et de ne pas exercer inutilement des froissements sur les parties saines du canal, qui ne tarderaient pas à s'enflammer.

Une bougie à ventre de deux lignes de diamètre passera sans éprouver de difficulté, puisque deux lignes et demie se trouvent la largeur naturelle de la partie la plus étroite de l'urètre, le méat urinaire. Si le ventre de la bougie a trois lignes et plus de diamètre, il rencontre bien une légère résistance : en allant doucement, en tournant l'instrument, on parvient à lui faire franchir cet orifice, qui est susceptible de dilatation; et, dès qu'elle a passé, elle a encore une ligne de jeu, puisque, chez certains individus, le canal de l'urètre a quatre lignes et plus de diamètre, et qu'au bulbe et à la fosse naviculaire, il est encore plus large; le reste de la bougie ne fera donc plus éprouver ni gêne ni forte douleur à l'ou-

verture du gland. Le malade peut ainsi conserver la
bougie pendant un quart d'heure, vingt minutes, ou
même une demi-heure. Le canal de l'urètre est susceptible de dilatation, sans que pour cela il en résulte des inconvénients ; toutes ses parties, se trouvant très souples et élastiques, cèdent facilement à
nos bougies en cire à renflement, qui, se trouvant
en contact parfait avec le point rétréci que nous
avons détruit par le caustique, le distendent de trois
à quatre lignes, et le mettent constamment de niveau avec le reste du canal.

Pendant tout le temps que dure cette distension,
qu'il est bon de répéter pendant quinze jours ou
trois semaines, le reste du canal est toujours en rapport avec une bougie ayant deux lignes de diamètre,
qui ne lui cause aucune irritation.

Nous devons dire que bien souvent nous n'avons
même pas recours aux bougies à ventre ; que nous
n'employons, surtout chez les malades qui ont l'ouverture du méat urinaire très petite, que des bougies en cire ordinaire, en en élevant le calibre jusqu'aux n°⁹ 9 ou 10.

On voit que c'est à l'aide des bougies en cire bien
confectionnées que nous obtenons cette cicatrice de
trois à quatre lignes de diamètre ; nous graduons chaque jour leur grosseur, et, au bout d'une quinzaine, il
est rare que les bougies les plus grosses ne parviennent
pas jusqu'à la vessie sans faire éprouver aux malades

de bien vives douleurs. On peut alors ne plus se livrer à ces introductions qu'une fois par jour, et même tous les deux ou trois jours ; puis, de loin en loin, pour raffermir les parties cautérisées, le malade peut, en nous quittant, s'en faire l'application lui-même ; il s'habitue insensiblement à franchir l'orifice du canal de l'urètre avec facilité, et se fait bien moins de mal que lorsqu'il a recours à la main de l'opérateur.

Nous voilà arrivés à la fin du traitement ; nous avons donc atteint le but que nous nous étions proposé. Nous avons, par le caustique, détruit des parties superflues, sans intéresser les parties saines ; nous avons obtenu une cicatrice d'un calibre égal à celui du canal ; et nous pouvons considérer comme radicalement guéri le malade qui a été traité de la sorte.

Cette méthode de traitement présente donc ce grand avantage, qu'elle mène à une cure durable, tandis que toutes les autres ne conduisaient qu'à un soulagement momentané.

Elle en présente encore un autre : c'est de produire le grand résultat dont nous venons de parler, plus promptement, en causant moins de douleur au malade, et sans l'exposer aux dangers qui accompagnent les autres traitements.

En effet, quand il ne se présente à nous que des cas simples, après avoir exploré le canal, pris l'empreinte du rétrécissement, avoir passé, pendant deux ou trois jours, la bougie en gomme élastique, et fait ensuite une application du porte-caustique, le malade ne tarde pas à s'apercevoir qu'il rend ses urines par un jet de moyenne grosseur : alors une seconde application est faite; après quoi, le malade se repose pendant un jour ou deux, au bout desquels il urine par un jet de grosseur presque naturelle.

Une troisième et une quatrième cautérisation sont le plus ordinairement nécessaires; mais il est rare qu'on soit obligé d'en faire davantage.

Si l'on n'a qu'un seul rétrécissement à attaquer, on voit qu'au bout de dix à quinze jours de traitement on peut fort bien employer la dilatation du canal, et la continuer chaque jour pendant un pareil laps de temps. En passant les bougies en cire avec renflement pendant vingt-cinq minutes chaque jour, le ventre de la bougie, qui est mis en contact avec la partie rétrécie et cautérisée, rend son calibre naturel au canal, qui arrive bientôt jusqu'à recevoir insensiblement les numéros les plus élevés de nos bougies.

Notre traitement terminé, nous engageons toujours les malades à faire usage des bougies à des intervalles plus ou moins éloignés, jusqu'à ce que la cicatrice ait acquis la consistance convenable, et que la cure soit bien achevée.

Beaucoup des nôtres nous ont avoué, après cinq et dix ans passés loin de nous, qu'ils ont totalement négligé la recommandation que nous leur avions faite en nous quittant, et n'en ont pas moins été parfaitement guéris.

Que l'on compare ce traitement à celui par les bougies et par les sondes à demeure dans le canal, et même par la bougie armée; que, d'une part, on se rappelle les incertitudes, les dangers, les accidents qui accompagnent ces traitements, et, de l'autre, que l'on examine avec attention les nombreux moyens que nous donne l'excellente méthode de Ducamp pour écarter ces incertitudes, ces dangers et ces accidents; que l'on compare enfin le résultat définitif de ces divers traitements, et que l'on prononce.

TROISIÈME PARTIE.

CHAPITRE UNIQUE.

Parmi le grand nombre de malades que nous avons
eu à guérir de rétrécissements du canal de l'urètre,
nous avons tenu jour par jour, dans un journal, une
note circonstanciée des effets du traitement, de leur
position respective et des progrès de leur guérison.

Presque toujours nos malades avaient été affectés
d'écoulements blennorrhagiques; plusieurs même,
comme on pourra s'en convaincre par les observations qui suivent, l'avaient été un grand nombre de
fois.

Cette circonstance nous impose l'obligation de ne
livrer à la publicité que les noms des malades qui
nous y ont autorisé. Le nombre en est et devait en
effet en être fort restreint, car peu de personnes
auraient assez de philosophie pour laisser publier,

dans l'intérêt de l'art et de l'humanité, qu'elles ont été affligées de ce genre de maladie, que l'on regarde assez généralement dans le monde comme l'indice d'une conduite irrégulière. Pour nous, les fréquents écoulements de l'urètre sont plutôt la preuve du malheur, et nous avons suffisamment démontré, ce nous semble, en parlant de la blennorrhagie, que celui qui dans sa jeunesse a payé ce triste tribut à l'inexpérience et à la fougue de son âge, et qui aurait été mal guéri d'un premier accident, le verra fréquemment se reproduire au moindre échauffement ou au moindre écart de régime.

Combien ne voyons-nous pas de jeunes gens contracter des écoulements à l'âge de dix-huit à vingt ans, âge où, par leur position dépendante, ils tiennent le plus à cacher cette maladie et à se traiter dans le plus profond mystère? Ce n'est que rarement que cette première blennorrhagie est bien guérie ; presque toujours elle se reproduit au bout d'un certain temps, surtout lorsque les malades se livrent au coït avec une constante ardeur : au bout de quelques jours l'écoulement se reproduit, quelquefois même avec une plus grande intensité. Ils ne manquent pas alors d'en accuser les femmes avec lesquelles ils ont eu des relations, et qui ne sont que les victimes de leur incontinence.

Il nous est arrivé souvent d'être appelé à nous prononcer dans de telles circonstances sur des fem-

mes qui, convaincues de leur innocence et en parfaite santé, nous ont fait part des reproches qui leur
étaient adressés ; et constamment, après avoir ques-
tionné les individus qui croyaient avoir contracté
une nouvelle blennorrhagie, nous avons acquis la
certitude que les affections actuelles de ceux-ci
n'étaient que la recrudescence de leur premier
malheur. Souvent les anciennes blennorrhagies
avaient déja donné lieu à des brides ou coarctations
dans l'urètre ; les médicaments de toute espèce, les
injections astringentes les plus fortes, ne pouvaient
plus y remédier. Il fallait, pour arriver à la guérison, attaquer le mal dans sa racine, et détruire par
les cautérisations les rétrécissements de l'urètre qui
en avaient été la suite.

Cette circonstance est très remarquable sous le
rapport de l'historique des maladies des rétrécissements de l'urètre ; elle doit surtout rassurer les
hommes qui ont mené une vie exempte d'excès, et
qui n'ont jamais été atteints de blennorrhagie.

Un devoir de convenance nous a imposé l'obligation fâcheuse de taire les noms d'un grand nombre
de nos malades, souvent même celui de certains
pères de famille très estimables qui, dans l'effusion
de leur reconnaissance, nous ont, pour le bien de
l'humanité, autorisé à publier leur guérison ; mais
nous avons remédié autant que possible à cette suppression, en citant très souvent, à l'occasion de

chaque malade, les noms de ceux de nos honorables confrères qui les avaient confiés à nos soins, ou qui seulement leur ont continué les leurs pendant que nous leur donnions les nôtres sous leurs yeux.

Pour ne pas trop compliquer un travail déja assez long, nous n'avons donné que l'abrégé très succinct d'un petit nombre d'observations choisies dans notre journal, où nous avons recueilli plus de douze cents observations de guérison de maladies des voies urinaires. Nous avons livré à la publicité principalement celles qui se représentent le plus fréquemment à la pratique, pour que les personnes atteintes de ces affections, et qui nous liront, puissent juger de leur position et des moyens employés pour les guérir.

Dans ce traité, que nous avons destiné spécialement aux maladies du canal de l'urètre et de la vessie, nous avons omis à dessein de traiter des maladies occasionnées par les corps étrangers introduits, soit dans l'urètre, soit dans la vessie; nous avons pareillement passé sous silence les diverses affections des reins et des uretères, parce que la description de ces maladies se rapporte plus particulièrement à l'histoire de la gravelle et des calculs urinaires, sujet que nous nous proposons de traiter dans un ouvrage spécial qui sera, en quelque sorte, le complément de celui-ci.

Alors nous nous occuperons particulièrement de

la lithotritie, des diverses modifications apportées dans cette nouvelle opération; et lorsque nous aurons bien établi les cas où l'on peut sans danger recourir à son usage, et ceux où l'on doit s'en tenir à l'ancienne méthode, nous donnerons dans des planches gravées les pièces strictement nécessaires à cette opération, et les modifications diverses que nous leur avons fait subir, pour que les médecins éloignés de la capitale puissent essayer de la pratiquer et en propager les bienfaits.

C'est aussi dans cet ouvrage que nous ferons connaître le résultat de nos essais et de nos expériences par les injections et les boissons alcalines sur plusieurs malades atteints de gravelle et de petits calculs, et les succès que nous en avons retirés par la persévérance, succès qui ont été suivis avec intérêt et constatés par plusieurs honorables confrères.

Plus que jamais nous persistons à croire que l'on parviendra à dissoudre des calculs par l'injection de substances alcalines dans la vessie, bien que ce moyen n'agisse que d'une manière très lente.

Les calculs urinaires sont composés de matériaux différents; mais, par l'action des dissolvants, nous les réduisons à trois espèces principales, qui sont: 1° l'acide urique ou l'urate d'ammoniaque; 2° les phosphates; 3° l'oxalate de chaux.

Il est difficile de bien constater la composition du calcul qu'on veut attaquer par les lithontriptiques.

Pour parvenir à ce but, nous nous assurons des qualités de l'urine; nous considérons la nature du sable ou des graviers que les malades ont précédemment rendus. Les calculs d'acide urique ou d'urate d'ammoniaque peuvent être combattus par des injections de potasse pure dissoute dans de l'eau distillée, affaiblie au point qu'on puisse la garder dans la bouche, ou même l'avaler sans douleur.

Nous avons fait prendre le bi-carbonate de potasse à des doses très fortes, sans que la santé des malades calculeux soumis à nos expériences en ait été altérée.

L'acide nitrique bien étendu au point de n'être pas plus âcre que l'urine elle-même, uni à une eau mucilagineuse, a été fréquemment employé contre les calculs formés par les phosphates.

Les calculs d'oxalate de chaux sont les plus difficiles et les plus longs à dissoudre. Dans nos expériences, nous les avons attaqués avec succès par l'acide nitrique et par les carbonates de soude et de potasse réunis, suffisamment étendus, mais pas assez cependant pour que les injections répétées fussent inoffensives sur l'organe urinaire. Ces sortes de calculs sont difficiles à attaquer; l'effet des injections est lent : il faudrait, en outre, les multiplier chaque jour. Pour quelques malades, nous avons eu recours à la sonde à double courant, que nous fixions autant que possible sur le corps étranger, afin de l'user en quelque sorte par des irrigations fréquentes et répétées. Nous recueillons soigneusement le sable et les détritus rendus par les malades, pour les soumettre à l'analyse et voir à quelle classe ils appartiennent dans la nomenclature que nous en avons tracée.

Nous ne saurions trop engager nos confrères, qui, comme nous, font une étude spéciale des maladies des organes urinaires, à renouveler ces expériences, et à nous faire connaître plus tard avec franchise si nous pouvons compter sur ces moyens pour prévenir ou éviter une maladie aussi grave que douloureuse.

PREMIÈRE OBSERVATION.

Vingt-cinq ans. — Deux blennorrhagies; un engorgement du testicule gauche; difficulté d'uriner depuis deux ou trois ans; un rétrécissement : guérison radicale par les applications du porte-caustique; quinze jours de traitement.

M. D..., âgé de vingt-cinq ans, éprouvait depuis deux ans une difficulté à uriner qui, de jour en jour, augmentait : son jet était bifurqué.

Il avait eu à dix-huit ans une première blennorrhagie qui fut assez mal guérie; il en contracta à vingt-un ans une seconde, qui, beaucoup plus intense que la première, persista pendant treize mois. L'écoulement ayant enfin cessé reparaissait encore chaque fois que M. D... faisait un écart de régime, et qu'il se livrait aux boissons spiritueuses.

Pendant la période de la seconde blennorrhagie, il eut un violent engorgement du testicule gauche, qui le retint trois semaines au lit.

La difficulté d'uriner faisant des progrès, le malade en fut très affecté. De gai et enjoué qu'il était, il devint subitement taciturne et hypocondriaque ; les plaisirs de son âge n'avaient plus pour lui aucun charme. Il s'était mis au régime ; il ne prenait plus ni café ni vin, s'apercevant bien que les jours où il transgressait cette loi d'abstinence, qu'il s'était imposée, étaient ceux où il éprouvait le plus de souffrance et de plus grandes difficultés à uriner.

Ce jeune homme nous fut recommandé par le docteur Roques[1]. Il se croyait atteint de la pierre. Lorsque je lui eus adressé quelques questions, je n'eus pas de peine à le détromper, et je l'assurai, même avant d'avoir exploré son canal et sa vessie, que le rétrécissement de ce conduit, arrivé à la suite de ses écoulements, était la seule cause de toutes ses souffrances et de ses difficultés à uriner.

---

[1] L'auteur de la *Pythographie médicale* et de l'*Histoire des champignons comestibles et vénéneux*.

Ce fut le 25 janvier 1823 que j'introduisis la première bougie en cire n° 2. J'arrivai sans trop de difficulté jusqu'à la vessie : cependant, à cinq pouces et demi, la bougie fut pressée ; c'était là qu'existait l'obstacle. La sensibilité parut plus vive ; le malade accusait un chatouillement pénible qui allait au cœur (telles étaient ses expressions). Je ne laissai en place la bougie que dix minutes ; elle y resta assez pour me rapporter l'empreinte d'une rainure ayant environ une ligne et demie de longueur.

Le lendemain j'eus recours à la sonde exploratrice n° 5, et je rapportai l'empreinte d'un rétrécissement ayant environ une ligne d'épaisseur. Je fis de suite une application à l'aide du petit porte-caustique en gomme élastique, et je détruisis, dans l'espace d'une minute, une partie de l'obstacle qui s'opposait au cours de l'urine.

Le surlendemain, le malade urinait déja mieux. Quelle ne fut pas sa joie et son étonnement de voir son jet sortir sans bifurcation et presque aussi fort que lorsqu'il était en parfaite santé.

Comme il urinait dans un vase, chaque fois que le besoin s'en faisait sentir, il retrouva les parcelles d'eschare que l'urine avait entraînées.

Je fis encore une seconde application, et je me contentai de dilater, pendant douze à quinze jours, le canal, à l'aide des bougies en cire, que je portai successivement jusqu'au n° 10.

Le malade convient que ce qu'il redoutait le plus dans mon traitement, l'application du porte-caustique, a été pour lui ce qui lui a paru le moins douloureux ; il éprouvait, dans la soirée qui suivit cette cautérisation, une légère cuisson, qui se renouvelait lorsqu'il rendait ses urines.

Cet obstacle, qui occasionnait tant d'inquiétude et de désordre dans les fonctions habituelles de ce malade, a été des plus simples. Quinze jours ont suffi pour l'en débarrasser radicalement.

Le rétrécissement commençait; le malade n'avait jamais eu de rétention complète d'urine, il avait eu seulement des difficultés qui auraient augmenté de jour en jour.

Nous avons eu l'occasion de le voir plusieurs fois de loin en loin; nous lui avons placé, pendant un quart d'heure, vingt minutes, des bougies d'un calibre élevé, pour que les parois du rétrécissement cautérisé soient bien distendues. Dix années se sont écoulées depuis que ce malade a été guéri; il continue à jouir d'une bonne santé, il a repris sa gaîté, et ses amis ne l'appellent plus l'*hypocondriaque.*

DEUXIÈME OBSERVATION.

*Cinquante-sept ans.— Plusieurs blennorrhagies,
engorgement considérable du testicule gauche; difficulté d'uriner depuis vingt-cinq ans;
cinq ou six suppressions complètes d'urine : cinq
cautérisations; cinq semaines de traitement.*

M. R..., de Nîmes, âgé de cinquante-sept ans,
ayant eu une jeunesse orageuse et ayant beaucoup
voyagé, eut successivement plusieurs écoulements,
qui, presque tous, ont été négligés et mal guéris;
le dernier se prolongea avec tenacité pendant dix-
huit mois.

Le 1ᵉʳ janvier 1824, M. R.... arriva à Paris pour
réclamer nos soins, désespérant de sa guérison, tous
les traitements employés jusqu'à ce jour ayant
échoué.

Les savantes consultations des Beaume, des Del-
pech de Montpellier, des Pamard d'Avignon, que
nous avons sous nos yeux, indiquaient toutes qu'il
était urgent de maintenir l'ouverture du canal à
l'aide des bougies; mais la difficulté était de pouvoir arriver à ce résultat. Plusieurs tentatives avec
les sondes et les bougies les plus fines avaient été
inutiles : le malade urinait mal depuis vingt-cinq

ans; il avait depuis dix ans des ischuries fréquentes, qu'il combattait à l'aide d'un régime sobre, des boissons adoucissantes, des bains de siége et des sangsues.

Depuis six ans, les bougies qui arrivaient sur l'obstacle, situé au bulbe de l'urètre, ne le franchissaient plus.

M. R.... craignait tellement la rétention d'urine qu'il s'était astreint au régime antiphlogistique le plus sévère; il fuyait la société, ne buvait plus de vin; il cherchait à uriner le plus qu'il pouvait, mais ce n'était pas sans de grands efforts, qui n'aboutissaient qu'à lui faire rendre, en dix minutes au moins, environ un demi-verre d'urine; après quoi il était forcé d'allonger sa verge pour faciliter la sortie de quelques dernières gouttes, qui toujours se faisaient péniblement attendre.

C'est à peu près dans cet état désespéré que M. R.... se présenta à nous, après avoir fait usage de toutes sortes de bougies, médicamenteuses, élastiques, de plomb.

A toutes les souffrances qu'éprouvait le malade se joignaient des douleurs internes dans le rectum, au périnée et dans la vessie, à tel point qu'il se persuadait que quelques corps étrangers, renfermés dans ce viscère, venaient encore compliquer son mal.

M. R.... avait entendu parler de Ducamp. Avide de tout ce qui paraissait de nouveau sur les maladies des voies urinaires, il s'était procuré son ouvrage, et celui que nous publiâmes en 1823, deux mois après la mort de ce jeune et habile praticien. C'est dans cet état de choses qu'il se décida, plein d'espérance, à venir se confier à nos soins.

Le 2 janvier eut lieu notre première exploration. La bougie la plus forte fut arrêtée à cinq pouces et demi environ; nous voulûmes de suite prendre une empreinte du rétrécissement : la sonde exploratrice, pressée légèrement pendant six minutes sur l'obstacle, nous rapporta une empreinte des plus fines; la tige ressemblait tout-à-fait à une aiguille.

Ces premières opérations, jointes aux fatigues du voyage, furent sensibles au malade; nous lui prescrivîmes le repos, un bain, et l'usage des boissons délayantes et diurétiques, pour ne pas être entravé dans notre traitement.

Le 3, le malade était bien; les urines, qui étaient troubles la veille, furent claires; il ne se ressentait plus des petites douleurs produites par nos explorations.

Le 5, première application avec notre petit porte-caustique en gomme élastique n° 3. La cuvette portant le caustique pénétra dans l'ouverture du rétrécissement et le cautérisa circulairement. Les urines sortirent assez difficilement dans la soirée; elles étaient sanguinolentes, et la nuit, les besoins de leur épanchement devinrent plus fréquents.

15

Le 6, le malade a continué son régime et s'est reposé.

Le 7, l'inflammation est moins forte; le malade croit s'apercevoir que le liquide urinaire est sorti avec plus de facilité.

Le 8, nouvelle cautérisation avec le même porte-caustique; cette fois, il soulève les parois rétrécies de l'obstacle, et s'engage avec facilité dans l'ouverture jusqu'à la douille en platine du porte-caustique; nous le retirons légèrement, et cautérisons le rétrécissement dans toute son étendue.

Le 9, nous faisons parvenir jusqu'à la vessie une bougie n° 3.

Le 10, un numéro au-dessus y parvient aussi, mais avec plus de difficulté : la bougie en cire, laissée en place dix minutes, nous apporte une rainure assez profonde de près de quatre lignes de longueur, nous indiquant suffisamment jusqu'où s'étendait la partie rétrécie.

Le 11, troisième application avec un porte-caustique n° 6. Insensiblement les bougies n° 5, 6 et 7 pénètrent avec plus de facilité; le malade urine bien, son jet n'est plus bifurqué : pour la première fois, depuis bien long-temps, il n'a uriné qu'en se couchant, et, jusqu'au lendemain matin, le besoin ne s'est pas fait sentir.

Le 15, quatrième application avec le porte-caustique courbe, pour bien détruire tout ce qui

nous arrêtait encore au - delà du bulbe de l'u-
rètre.

Les jours suivants, nous avons dilaté le canal à
l'aide des bougies à ventre de deux et trois lignes de
diamètre; nous avons même essayé avec ce malade
du dilatateur à boyau de chat de Ducamp.

M. R.... paraissait beaucoup redouter ce genre de
dilatation; il en souffrait plus que de l'introduction
de nos bougies, et il nous fit remarquer que les
jours où nous avions employé ce mode de dilatation, les urines coulaient moins bien. Nous ces-
sâmes de l'employer, et nous nous en tînmes à la
distension graduée, qui s'obtient toujours par les
bougies en cire.

Le 23, nous jugeâmes nécessaire encore une cin-
quième et dernière application du porte-caustique.
Le malade urinait bien; mais nous sentîmes que la
sonde exploratrice était légèrement déprimée et arrêtée à six pouces. Cette dernière cautérisation, qui
débarrassa entièrement le canal, nous permit de
passer successivement des bougies à renflement de
quatre lignes de diamètre.

Le malade ne souffre plus; il se place lui-même
les bougies du plus fort calibre; la partie maintenant où elles sont le plus long-temps arrêtées, c'est
au méat urinaire, qui est étroit chez M. R...., et en
général chez tous les malades qui gardent long-
temps des écoulements : insensiblement, cette ou-

verture se rétrécit chez eux, tout comme l'intérieur du canal.

Nous avons gardé un mois et demi le malade auprès de nous; et, en nous séparant de lui, nous l'avons engagé, lorsqu'il serait rentré dans ses foyers, à faire de temps à autre usage des bougies ayant un ventre de trois à trois lignes et demie de diamètre. Aujourd'hui, ce malade urine bien; il nous a plusieurs fois donné de ses nouvelles.

TROISIÈME OBSERVATION.

Trente-quatre ans. — Deux blennorrhagies; écoulement continuel; difficulté à uriner; un rétrécissement: deux cautérisations; excès pendant le traitement, qui nous force à suspendre pendant huit jours; guérison radicale en un mois de traitement.

Un jeune marchand de vin, M. B..., éprouvait depuis plusieurs années des difficultés à uriner; il avait un écoulement qui tachait continuellement son linge : l'ouverture du canal s'était aussi resserrée à tel point, qu'il croyait que c'était de là que provenaient ses fréquentes dysuries.

Il eut, à vingt ans, une première blennorrhagie, qui fut mal guérie, et, à vingt-six ans, une seconde, qui n'avait jamais complétement cessé.

Ce jeune homme, d'une bonne constitution, faisait souvent des excès de table ou de coït. Il avait fait usage des sudorifiques, des dépuratifs et de plusieurs traitements antivénériens, sans qu'ils eussent eu aucun résultat. Insensiblement le jet de ses urines avait diminué; il urinait fréquemment, ne vidant jamais complétement sa vessie, et était menacé à chaque nouvel excès de table de voir le cours des urines tout-à-fait supprimé.

Ce malade vint à nous le 20 avril 1824. Une bougie fine en gomme élastique eut de la peine à arriver jusqu'à la vessie; le malade parut souffrir lorsqu'elle franchit la partie malade.

Le 21, nouvelle bougie un peu plus forte que celle de la veille; le malade la garde dix minutes. Nous fîmes arriver une sonde exploratrice, n° 6, jusque sur l'obstacle, qui était à cinq pouces un quart; elle nous rapporta une tige assez longue, mince dans son milieu, mais il sortit un peu de sang, ce qui me fit remettre la première cautérisation au 24, en engageant le malade à prendre un bain et un peu de repos.

Le 24, le malade reçut une bougie n° 3, et déjà les opérations préliminaires avaient facilité le cours des urines. Application du porte-caustique n° 4. Le malade a de la peine à croire que je lui ai fait une opération qu'il redoutait beaucoup, et dont on lui avait exagéré les douleurs.

Le 25, il s'aperçut, dans la soirée, d'un changement notable dans le jet de ses urines; il ne sortait plus comme le jet du sabot du rémouleur.

Le 27, dilatation avec une bougie à ventre de deux lignes de diamètre.

Le 30, nous voulûmes prendre une seconde empreinte: le malade était fatigué; l'écoulement auquel il était sujet avait reparu avec assez d'intensité. Nous aurions attribué cet incident à la cautérisation et au passage de nos bougies à ventre, si le malade, satisfait de son traitement, ne nous avait fait l'aveu d'un excès qu'il avait fait la veille avec une femme.

Nous prescrivîmes les bains, le repos et les boissons adoucissantes, et nous nous abstînmes de rien passer dans son canal pendant quelques jours. L'écoulement diminua, ainsi que cette inflammation générale que nous avions remarquée; nous pûmes prendre notre empreinte, et faire une seconde cautérisation le 11 mai.

Les jours suivants, nous poursuivîmes notre dilatation avec succès. La guérison fut prompte; les urines sortaient à plein canal; il n'y avait presque plus d'écoulement; et, si nous n'avons pas porté la dilatation à un de nos calibres les plus élevés, c'est que l'étroitesse du méat urinaire s'y est constamment opposée.

On voit par cette observation que, bien souvent,

ces écoulements blennorrhagiques, que l'on attri-
bue à un coït impur, sont le résultat de la présence
de rétrécissements dans le canal, et qu'ils cèdent
avec facilité à l'application du nitrate d'argent et
des bougies, surtout lorsqu'ils ont résisté à toutes
les médications connues.

QUATRIÈME OBSERVATION.

*Cinquante-cinq ans. — Trois blennorrhagies, les
deux dernières mal guéries et suivies de grandes difficultés à uriner ; engorgement des testicules ; emploi des bougies médicamenteuses ;
suppression d'urine ; dyspermasie : guérison,
dans un mois et demi, de deux rétrécissements ;
dix applications de caustiques : traitement
suspendu pendant près de trois semaines, à
cause d'une inflammation du testicule gauche,
à la suite d'imprudence du malade.*

M. D..., de Nantes, me fut adressé, le 29 septembre 1823, par le docteur Tréluyer, médecin de
l'hospice des aliénés de cette ville. Ce malade, âgé
de cinquante-cinq ans, avait habité long-temps les
colonies ; il souffrait depuis plus de vingt ans de
difficulté à uriner.

Il avait eu trois blennorrhagies ; la première, à

vingt-un ans, guérie sans accidents; la seconde, contractée aux colonies, à l'âge de trente-deux ans, fut accompagnée d'une formidable et cruelle rétention d'urine; l'usage des bougies médicamenteuses, qui avaient été conseillées au malade, le soulagèrent d'abord un peu de ses difficultés à uriner sans cesse renaissantes, dès qu'il recourait à ces petites opérations; enfin, il eut, à quarante ans, encore une troisième blennorrhagie, qui fut de longue durée, parce que, dès lors, il existait chez lui des rétrécissements considérables.

Il eut de fréquentes rétentions d'urine, un engorgement des testicules, et des pissements de sang qui se reproduisaient assez fréquemment; il finit par ne pouvoir plus uriner sans bougie. A son arrivée en France, le conduit était tellement bouché, qu'il éprouvait les plus grandes difficultés à faire pénétrer une bougie en gomme élastique, presque capillaire. De jour en jour, le jet des urines allait diminuant.

M. D... était pâle, fatigué, les traits considérablement altérés par ses souffrances depuis plusieurs années; il ne voyait personne et vivait retiré, fuyant même ses amis, tant cette affection paraissait le porter à des idées noires et mélancoliques.

Dès le second jour que ce malade fut entre nos mains, nous parvînmes à faire arriver une bougie n° 1 jusqu'à la vessie, ce qui lui était impossible depuis plusieurs mois. Après chaque opération, le malade urinait avec un peu plus de facilité ; le jet de ses urines était cependant extrêmement fin et délié.

Deux rétrécissements existaient chez lui : un, à quatre pouces, que l'on franchissait encore avec la bougie; mais le second, plus considérable, situé au bulbe de l'urètre, à cinq pouces et demi, présentait une dureté des plus insurmontables, et qui a nécessité huit applications du porte-caustique. Les deux premières cautérisations causèrent un peu de fièvre au malade; nous nous trouvâmes donc dans l'obligation de suspendre pendant cinq à six jours notre traitement.

De jour en jour, l'influence des applications et de la dilatation au moyen des bougies à ventre se fit sentir : le jet des urines devint plus fort; l'écoulement continuel disparut, et rien n'égalait le contentement du malade.

Il tenait exactement note de toutes nos opérations; lui-même en avait rédigé l'intéressant journal. Nous aurions rapporté textuellement cette pièce sans sa longueur, nous croyant obligé de restreindre beaucoup ces observations.

Vers la fin du mois d'octobre, quelques promenades trop longues pour visiter Paris, jointes à l'état d'irritation qui existait encore dans ces parties délicates, donnèrent au malade un engorgement du testicule qui devint très volumineux ; le repos, les demi-bains, trois applications de sangsues et les cataplasmes calmèrent entièrement cet accident, qui nous empêcha, pendant trois semaines, de rien introduire dans le canal ; mais le malade continua à bien uriner, et nous portâmes ensuite la dilatation des parties cautérisées jusqu'à trois lignes et demie. Le méat urinaire était étroit ; les ventres des bougies passaient avec peine et fatiguaient le malade.

Le 15 novembre, M. D..... nous a quitté parfaitement guéri, n'ayant plus que le souvenir des cruelles souffrances qu'il avait éprouvées pendant vingt ans.

Ce malade, plein de reconnaissance, nous a plusieurs fois donné de ses nouvelles ; et nous-même passant dans sa ville il y a six ans, nous fûmes, il est vrai, privé de le voir, s'étant retiré à la campagne ; mais nous apprîmes avec satisfaction, de la bouche de l'honorable docteur Tréluyer, qu'il continuait à jouir d'une parfaite santé.

Ce malade, comme plusieurs autres atteints de rétrécissements du canal situés à six pouces du méat urinaire, était aussi atteint d'une dyspermasie ou rétention du sperme. Les urines, qui depuis longtemps étaient catarrhales, changèrent tout-à-fait de nature, dès que M. D..... urina à plein canal, et vida très bien sa vessie.

Le docteur allemand Schmitt, qui était en ce moment à Paris, a suivi avec assiduité le traitement dé ce malade, s'est convaincu par lui-même de la bonté et de la promptitude de la méthode Ducamp, même dans les cas les plus difficiles.

CINQUIÈME OBSERVATION.

Trente ans. — Sept blennorrhagies internes et très aiguës, dont deux avec un caractère sy-philitique; rétention complète d'urine depuis six mois; hémorrhoïdes; écoulement continuel; rétrécissement considérable à cinq pouces: six applications du porte-caustique; traitement et guérison au bout d'un mois.

M. B....., courrier de cabinet, âgé de trente ans, ayant eu une jeunesse très orageuse, sujet aux écoulements depuis l'âge de dix-neuf ans, ayant eu deux maladies vénériennes graves, menant une vie fort active, fut tout-à-coup pris d'une rétention complète d'urine.

Un de nos confrères, qui fût mandé auprès de lui, n'arriva point à la vessie; il s'abstint de faire entrer de vive force la sonde; les bains, les sangsues, les cataplasmes, les émollients, apaisèrent l'inflamma-tion; mais les urines ne coulèrent plus que goutte à goutte.

M. B....., obligé d'interrompre son service, vint à nous le 25 août 1823.

Nous arrivâmes pendant quelques jours avec difficulté jusqu'à la vessie ; puis nos bougies fines franchirent l'obstacle ; et, le 1er septembre, nous pûmes cautériser le rétrécissement qui, commençant à cinq pouces du méat urinaire, s'étendait jusqu'à six pouces.

Six cautérisations nous ont mis à même de dilater le canal avec les bougies à ventre : le malade a appris lui-même à introduire ces corps étrangers. Pressé de reprendre son service, il a continué ces dilatations soir et matin pendant une demi-heure, usant de toutes les précautions que je lui avais indiquées, ne quittant pas le suspensoir, ne s'écartant pas du régime : le traitement a été conduit dans un mois à sa fin.

Ce malade pisse aujourd'hui à plein canal, et l'écoulement auquel il était sujet a totalement disparu.

Ce fut M. le professeur Cullerier, qui ayant traité M. B..... de deux blennorrhagies, et pensant qu'il était atteint de rétrécissement de l'urètre, l'engagea à persister dans le dessein qu'il avait de se mettre entre nos mains.

SIXIÈME OBSERVATION.

*Quarante-quatre ans.—Plusieurs blennorrhagies,
la dernière mal guérie ; difficulté à uriner qui
augmentait chaque jour depuis douze ans ; un
seul rétrécissement, mais considérable : cinq
applications ; guérison radicale dans un mois
de traitement ; dyspermasie.*

M. T....., négociant de Bordeaux, ayant voyagé
beaucoup, et contracté à l'île de France plusieurs
blennorrhagies guéries plus ou moins difficilement,
vit, à la suite de son dernier écoulement, le jet de
ses urines considérablement diminuer de jour en
jour ; au point qu'il urinait très fréquemment le
jour et pendant la nuit, et parfois n'urinait que
goutte à goutte au moindre écart de régime.

Ce malade est sobre, mène une vie active, et a
continué, à l'aide de quelques soins, à se préserver
de la rétention complète d'urine.

Arrivé à Paris le 6 janvier 1824, avec la ferme
intention de se débarrasser de cette cruelle affection, il nous fut adressé par un de nos malades.

Le 7, première exploration : la tige de la bougie à
empreinte et des plus fines est arrêtée à cinq pouces
trois lignes du méat urinaire.

Les bougies numéros 1 et 2 arrivent au bout de trois jours, avec facilité, jusqu'à la vessie.

Le 10, première cautérisation : le rétrécissement est attaqué, dans toute sa longueur, avec le petit porte-caustique ; à la seconde application, le 13, le malade urine mieux; une bougie numéro 4 commence à soulever les parois rétrécies de l'obstacle. Cinq cautérisations ont suffi pour le débarrasser de la difficulté d'uriner et de la rétention de sperme, auxquelles il était sujet depuis environ dix à douze ans.

En effet, chaque fois qu'il se livrait au coït, le sperme se trouvant arrêté par l'obstacle rentrait dans la vessie, ou ne sortait que lentement et après que l'érection avait cessé. M. T....., que ses affaires appellent à Paris pour ainsi dire chaque année, vient constamment nous voir; nous passons toujours une ou deux de nos plus grosses bougies; il pisse bien; il ne cesse de parler de sa cure à tous ceux qu'il voit atteints de l'ancienne affection qui l'avait fait tant souffrir, et l'accueil amical que le malade nous a fait, lorsque nous avons passé dans sa ville, nous a prouvé qu'il y a des malades bien persuadés que l'or n'est pas la seule satisfaction qu'un médecin peut recueillir de ses nombreux succès.

MM. les docteurs Bancal et Caussade, de Bordeaux, ont eu connaissance de ce traitement et de son heureuse terminaison.

SEPTIÈME OBSERVATION.

Quarante - deux ans. — Six blennorrhagies; ulcérations, dartres; difficulté à uriner; commencé son traitement entre les mains de Ducamp en 1823; traité par nous en 1825; rétrécissement à cinq pouces trois lignes : deux cautérisations; guérison dans un mois, traitement sudorifique conseillé au malade pour une affection dartreuse.

M. M....., employé au ministère des finances, s'adressa à Ducamp, quelque temps avant sa mort, pour un obstacle dans le canal.

Ce jeune et savant praticien, n'ayant pu continuer de donner ses soins à ce malade, celui-ci vint à nous, le 25 février 1825, après avoir laissé écouler près de deux ans entre la première introduction des bougies faites par Ducamp, qui l'avait considérablement soulagé, et les nôtres.

M. M..... a eu six blennorrhagies; la dernière a persisté long-temps, et était accompagnée d'ulcérations qui paraissaient et disparaissaient assez facilement sous l'influence du régime et d'un traitement approprié; il éprouvait cependant une grande irritation dans le conduit, et presque continuellement un léger suintement bouchait l'orifice de la verge.

M. M....., non seulement n'ayant pas continué son traitement, suspendu par la maladie et la mort de notre prédécesseur Ducamp, mais de plus n'ayant rien introduit dans son canal, la bougie numéro 2 s'arrêta sur l'obstacle. Elle le franchit néanmoins et arriva à la vessie, en lui faisant exécuter quelques mouvements de rotation dans les doigts.

Cautérisation le 4 mars, dirigée sur le rétrécissement situé à cinq pouces trois lignes à la partie inférieure du bulbe de l'urètre.

Seconde application du porte-caustique le 9, et les jours suivants dilatation avec les bougies en cire. Nous arrivons à passer les plus forts numéros : enfin ce malade pisse bien; les urines sortent à plein canal; cependant la vessie paraît paresseuse.

Comme il est, en outre, atteint de rhumatisme et d'une dartre très ancienne qui le fatiguent considérablement, nous l'avons engagé à se mettre aux sudorifiques, à prendre des bains de vapeurs, s'il veut améliorer sa position. Nous n'avons point eu occasion de revoir ce malade.

HUITIÈME OBSERVATION.

Cinquante-six ans. — Blennorrhagies très rebelles, contractées aux États-Unis; écoulement continuel; difficulté à uriner qui augmente chaque jour; rétention d'urine complète; catarrhe vésical; sonde en argent cassée sur les obstacles; abcès urineux : deux rétrécissements, le second s'étendant de cinq à sept pouces; dyspermasie : dix-sept applications du porte-caustique ou de la sonde armée. Guérison dans deux mois et demi.

M. Simon Ch....., de la Rochelle, âgé de cinquante-six ans, ayant habité aux États-Unis d'Amérique pendant vingt ans, contracta successivement plusieurs blennorrhagies très rebelles, qui furent mal guéries; la dernière surtout ne l'a jamais été entièrement.

Insensiblement le canal s'est rétréci dans plusieurs endroits; le malade éprouva des difficultés toujours croissantes à rendre ses urines; il devint triste, morose, et abandonna Charles-Town, où ses affaires le retenaient, pour venir en France chercher du soulagement à ses maux.

A son arrivée, il apprit la cure de son ami, M. D..... (voir la quatrième observation); il désira vivement dès lors venir se mettre entre nos mains, mais il n'en avait plus la force; il n'urinait plus qu'avec les plus grandes difficultés; la sueur lui ruisselait le long du visage lorsque, avec des efforts inouïs, il rendait deux ou trois cuillerées d'un liquide épais et bourbeux sortant goutte à goutte, et ces efforts étaient répétés vingt fois au moins pendant le jour ou pendant la nuit. Une fièvre lente minait sourdement ce malade, qui suivait le régime le plus sévère. Plusieurs praticiens avaient essayé de le sonder : ce fut toujours inutilement; l'algalie d'argent elle-même pliait sur les rétrécissements durs, calleux, et de deux pouces de longueur au moins, qui obstruaient le canal de l'urètre.

Le dernier praticien qui lui donna ses soins avait eu le malheur de casser une sonde dans son canal à la suite de ses tentatives de cathétérisme. Le lecteur se fera facilement une idée de la triste position dans laquelle se trouvait ce malade. Il me fut amené à petites journées, étendu sur des matelas, trompant le plus qu'il lui était possible sa soif ardente par quelques quartiers d'orange et quelques cuillerées de boissons adoucissantes.

Les parties étaient enflées, et chaque fois qu'il voulait uriner il était obligé de tamponner l'anus

avec un linge ou du papier brouillard, les matières
tendant à sortir par les efforts qu'il faisait pour
donner cours à son urine ; la verge était allongée,
tuméfiée dans son bout par suite de tiraillements
exercés sur elle ; enfin ce malade éprouvait dans
tout son corps des douleurs qui lui donnaient une
attitude tellement souffrante, que l'on aurait juré
qu'il versait d'abondantes larmes chaque fois qu'il
ouvrait la bouche pour se plaindre.

Il avait en outre des paquets d'hémorrhoïdes autour de l'anus, et portait depuis long-temps un
bandage à double pelotte pour empêcher la sortie
des viscères abdominaux ; les ouvertures inguinales
s'étant considérablement dilatées, par suite des efforts que le malade faisait pour vider sa vessie. La
sonde cassée sur l'obstacle, et qui ne put être retirée qu'après quelques jours de séjour, avait occasionné un abcès au périnée et une fistule urinaire.

Deux ouvertures que nous pratiquâmes, à la distance de quelques jours, les demi-bains, les saignées
générales et locales, et la diète la plus sévère, ra-
menèrent insensiblement le calme chez M. Ch.....;
plusieurs fois nous essayâmes, par des tentatives légères, de faire avancer, au milieu de ce canal sil-
lonné par les rétrécissements, des bougies très fines
en gomme élastique ; constamment nos essais furent
infructueux. Sitôt que nous prolongions trop nos

tentatives, la fièvre et les accidents primitifs, que nous avions combattus avec tant de bonheur, reparaissaient et étaient là pour nous avertir qu'il était temps de nous arrêter.

C'est ainsi que nous restâmes depuis le 8 mai 1826 jusqu'au 1er juin sans avoir pu arriver à la vessie, même avec les bougies les plus fines.

Nous nous décidâmes alors à faire usage de la méthode de Hunter. Nous cautérisâmes avec une canule en argent portant le nitrate d'argent dans une espèce de porte-crayon, et nous eûmes le bonheur, au bout de quelques applications successives, d'arriver au-delà de l'obstacle sans occasionner le moindre accident.

Ce ne fut que le 7 juillet, après avoir détruit un premier obstacle de quatre pouces, avec cinq applications de notre porte-caustique ordinaire, et après douze applications de l'instrument porte-crayon, qui détruisit près de deux pouces de rétrécissement, que nous entrâmes dans la vessie avec une bougie n° 6.

On voit que nous fûmes, en quelque sorte, obligé de tracer un nouveau canal dans le canal même; mais ce ne fut pas sans une grande répugnance que nous nous décidâmes à user de ce moyen, que nous réprouvons, et avec lequel il est si facile de faire une fausse route.

Nous avons guéri M. Ch.....; tous les médecins de la Rochelle, qui avaient été consultés et qui connaissaient la fâcheuse position de ce malade, ont eu connaissance des résultats heureux de ce traitement et en ont été étonnés. Nous citerons particulièrement le docteur Bompland, praticien distingué de cette ville, qui nous adressa des compliments flatteurs sur l'heureuse issue de cette cure, qu'il regardait, disait-il, comme un miracle.

Sur la fin du traitement, ce malade a continué de passer des sondes courbes en gomme élastique des numéros les plus élevés pour maintenir son canal dans sa largeur primitive; nous les avons même laissées en place pendant quelques jours, dans l'espoir d'arrêter l'écoulement abondant qui ne l'avait jamais quitté. Plusieurs lettres du malade attestent qu'il a été radicalement guéri, et que rien n'égale la satisfaction qu'il éprouve.

M. Ch... était, comme les individus affectés de rétrécissements considérables, sujet à la dyspermasie depuis près de vingt ans : aussi n'a-t-il jamais eu d'enfants.

NEUVIÈME OBSERVATION.

*Quarante ans. — Trois blennorrhagies ; suinte-
ment continuel au bout de la verge ; difficulté
à uriner ; rétention du sperme ; deux rétrécissements, l'un à trois pouces et l'autre à cinq
pouces et demi : deux cautérisations sur le
premier, quatre sur le second : guérison dans
quarante-cinq jours ; les urines coulent, ainsi
que le sperme, sans difficulté ; la blennorrhée disparaît insensiblement sans que le malade ait besoin de rien faire.*

M. P..., négociant à Paris, d'un tempérament nerveux, avait eu avant son mariage plusieurs blennorrhagies. Il apercevait encore de temps à autre
un suintement presque continuel au méat urinaire ;
il urinait par un jet fin et délié, et, pendant cet
épanchement difficile et très lent, il éprouvait une
sensation de cuisson, ainsi que pendant l'éjaculation du sperme, qui, depuis long-temps, sortait
avec difficulté : on le voyait encore arriver après
que l'érection avait tout-à-fait cessé.

La première exploration fut faite le 8 février
1823.

Nous rencontrâmes, à trois pouces, un obstacle

qu'une bougie n° 2 franchit cependant sans trop de difficulté. Nous en soupçonnâmes un autre à cinq pouces et demi; et effectivement la bougie, arrivée au bulbe de l'urètre, ne voulut plus cheminer; nous la tournâmes inutilement dans nos doigts; elle ne pénétra pas plus avant; il vint même quelques gouttes de sang.

Le malade se trouvant fatigué de cette première exploration, nous ordonnâmes du repos, des bains, des boissons acidulées et adoucissantes.

Le 11, nous pûmes pratiquer une cautérisation sur le premier obstacle, et l'attaquer dans toute sa longueur.

Le 13, une seconde cautérisation le détruisit totalement, comme nous pûmes nous en assurer en passant jusque sur le second obstacle une sonde exploratrice portant une tête de près de trois lignes de diamètre.

Le second rétrécissement était situé tout-à-fait à la partie inférieure du canal; l'ouverture était, par conséquent, dans le haut. Nous parvînmes à faire pénétrer une bougie en lui donnant préalablement une légère courbure. Nous fîmes avec succès une application avec le porte-caustique courbe; ce que nous continuâmes de faire consécutivement: quatre cautérisations suffirent pour détruire cet obstacle, d'une étendue de plus de six lignes.

Le 20 mars, nous dilatons le canal dans toute sa

longueur avec des bougies n°² 8 et 9 ; nous les avons portées jusqu'aux n°² 10 et 11 (quatre lignes de diamètre); le malade les a passées lui-même avec facilité.

Nous avons eu occasion de revoir ce client il n'y a que quelques jours. Voici bientôt huit ans qu'a eu lieu ce traitement : il continue à bien pisser ; il a eu deux enfants depuis sa guérison; les urines et le sperme sortent avec facilité.

On voit encore, dans cette observation, l'influence des rétrécissements, qui est la même sur le cours du sperme que sur celui des urines.

DIXIÈME OBSERVATION.

Quarante-six ans. — Plusieurs blennorrhagies ; grande difficulté à uriner depuis huit ou dix ans ; deux rétrécissements, le premier de douze lignes d'étendue, le second de quatre lignes : six cautérisations ; interruption de quelques jours pour voyage : guérison en deux mois ; un commencement de catarrhe a disparu sitôt que les urines ont librement repris leur cours.

M. P..., négociant de Bordeaux, âgé de quarante-six ans, ayant eu plusieurs blennorrhagies, d'un tempérament sanguin, rendant des urines chargées de glaires, fut traité pour un catarrhe de la vessie, ne se plaignant pas de son jet d'urine, qui, cependant, avait considérablement diminué.

Le régime et les soins qu'on lui a ordonnés n'ont fait que ralentir la marche de la maladie. Dès que les occupations commerciales du malade le forçaient à s'absenter de Bordeaux, qu'il négligeait son régime, qu'il faisait quelque excès soit à table, soit avec les femmes, toute la région de la vessie, les reins et l'intérieur du canal de l'urètre, le faisaient considérablement souffrir; ses urines se coloraient et déposaient un sédiment assez abondant, qui lui fit plusieurs fois craindre d'être atteint de la pierre. Cependant les urines redevenaient belles, claires, après quelques jours de repos et de régime.

Ce malade réclama nos soins le 6 mai 1826.

Dès que nous eûmes exploré le canal, reconnu deux rétrécissements, le premier à trois pouces six lignes, formant un cône, au sommet duquel le canal n'avait qu'une ligne et demie de diamètre, une bougie n° 3 parvint jusqu'à la vessie, et nous indiqua que ce premier obstacle avait douze lignes environ d'étendue : quatre cautérisations suffirent pour le détruire entièrement.

Le second obstacle, à six pouces, de quatre à cinq lignes d'étendue, fut aussi enlevé avec deux applications du porte-caustique courbe.

Le 1er juin, nous dilations déja avec des bougies portant un ventre de deux lignes et demie de diamètre; le malade pissait bien. Il eut, pour ses affaires, à faire une absence de dix jours, ce dont nous voulûmes en vain le détourner; il ne se trouva point indisposé de ce petit voyage, au retour duquel nous reprîmes la dilatation, que nous avons successivement portée à trois lignes trois quarts ou quatre lignes de diamètre ; et, le 5 juillet, M. P... nous a quitté ne ressentant plus ni douleur ni irritation dans les reins, dans la vessie ou dans le canal. La sonde d'argent n° 8 dissipa toutes nos craintes sur la présence de la pierre. Nous avons eu occasion de revoir à Paris ce malade, il y a deux ans à peine; il continue à jouir de la meilleure santé; ses urines coulent bien, et il est fort content du traitement qu'il a subi.

Le suintement continuel, auquel il a été encore sujet pendant quelque temps après le traitement, a totalement disparu sans même qu'il ait eu besoin de faire usage des petits moyens que nous avions mis à sa disposition dans le cas de persistance de cette incommodité.

MM. les docteurs Cottereau et James, dont l'assistance et les conseils nous ont été si souvent utiles, ont l'un et l'autre constaté la guérison de ce malade.

ONZIÈME OBSERVATION.

Cinquante-deux ans. — Plus de dix blennor-rhagies ; difficulté à uriner depuis vingt ans environ ; suintement continuel au bout de la verge ; catarrhe de la vessie ; fistules urinai-res ; déviation du canal de l'urètre : guérison radicale en trois mois, sans avoir recours aux sondes à demeure : deux obstacles consi-dérables guéris par quatorze applications du porte-caustique.

M. de B...., officier supérieur espagnol, obtint de son souverain un congé pour venir se faire traiter en France de la cruelle affection dont il était atteint depuis long-temps.

Il nous fit appeler le 20 août 1826.

Il était dans l'état suivant : grande difficulté à uriner ; fistules urinaires au périnée, correspondant au second obstacle ; impossibilité de le franchir avec les bougies.

Le premier rétrécissement à trois pouces fut enlevé avec trois cautérisations. Chaque tentative un peu prolongée à l'aide des bougies coniques amenait du sang en assez grande abondance, de manière à nous laisser croire que nous enfilions une fausse route, qui sans doute avait été pratiquée antérieurement, le malade ayant déja eu recours aux sondes et aux bougies dans son pays.

D'après mon avis, il appela auprès de lui notre savant professeur M. Dupuytren, auquel nous fîmes part d'un soupçon sur la déviation du canal par une fausse route, d'où s'ensuivrait que nous aurions beaucoup de difficulté à rétablir la bonne voie, si l'on ne se servait pas des algalies droites en argent.

Ce professeur daigna approuver notre traitement de point en point, engageant le malade à persister, s'il voulait guérir.

Dès le lendemain, 17 septembre, nous fîmes quelques tentatives avec une sonde d'argent n° 2, et, suivant la paroi supérieure de l'urètre, nous fûmes assez heureux pour la faire arriver presqu'à la vessie; nous l'y maintînmes quelques minutes, renouvelant nos introductions pour nous bien familiariser avec la toute petite ouverture supérieure du rétrécissement situé entre cinq ou six pouces formant un cône, et au-dessous duquel se trouvait immédiatement la fausse route.

Les jours qui suivirent cette première introduction, les urines coulèrent avec plus de facilité, et les bords de la fistule urinaire parurent suinter de l'urine en moindre quantité. Nous renouvelâmes successivement nos tentatives jusqu'à ce que nous pussions introduire avec facilité une sonde droite n° 4, à quoi ayant réussi, nous parvînmes ensuite à faire pénétrer des bougies coniques en gomme élastique.

Le 28 septembre, nous fîmes une première cautérisation sur le second obstacle, à l'aide de notre porte-caustique droit dont nous avons donné la description. Onze applications furent successivement nécessaires, car l'obstacle occupait plus de dix-huit lignes.

Nous ne fîmes constamment que de très courtes et légères cautérisations, craignant d'irriter le canal et de procurer une rétention complète d'urine au malade, qui la redoutait extrêmement.

Peu à peu nous arrivâmes jusqu'à sept pouces et demi du canal, où se trouvait encore un second obstacle, qui demanda trois cautérisations; nous fîmes arriver jusqu'à la vessie les bougies en cire n°s 8 et 9.

Les urines coulaient avec facilité; elles avaient perdu cette odeur ammoniacale qui, depuis longtemps, les caractérisait. Le malade retenait ses urines quatre et cinq heures, la vessie se vidant complétement chaque fois qu'il satisfaisait au besoin de son épanchement. Le sommeil revint, ainsi que l'appétit et la gaîté, trois choses dont M. de B... était privé depuis long-temps.

A l'aide de la dilatation, la fistule urinaire se boucha; elle ne donnait déja plus d'urine, et nous avons eu le bonheur de renvoyer dans son pays cet officier général, entièrement guéri au bout de trois mois de traitement.

Ce malade, ayant consulté le docteur Antonio-Hernandez Morejon, médecin de l'hôpital général à Madrid, lui avait soumis notre ouvrage et le projet qu'il avait de venir à Paris se mettre entre nos mains. Ce praticien l'engagea fortement à prendre cette résolution. Cette cure, qui fut longue et difficile, fut connue en Espagne de plusieurs malades, qui vinrent, par la suite, réclamer nos soins, et que nous avons eu également le bonheur de guérir, tels que le colonel de S....a, M. de V.....o, M. C....a, MM. les généraux M.....o, et A.....a, etc.

DOUZIÈME OBSERVATION.

Quarante-neuf ans. — Douze blennorrhagies; abcès urineux; écoulement muqueux, blanchâtre et même verdâtre; suintement par l'urètre depuis plus de dix ans sans interruption; cinq rétentions d'urine suivies des plus graves accidents; fièvre symptomatique continuelle; marasme et amaigrissement; deux hernies inguinales; sujet aux hémorrhoïdes; trois rétrécissements dans le canal, le dernier situé à six pouces et s'étendant jusque sur le col de la vessie; cet organe et la glande pros-

tate considérablement engorgés : vingt-trois cautérisations : trois mois de traitement : guérison.

M. M..., de Bordeaux, capitaine de la marine, avait contracté successivement douze écoulements qui furent plus ou moins opiniâtres, parfois traités comme ils devaient l'être, plus souvent négligés ou mal guéris.

Arrivé à l'âge de quarante ans, la blennorrhée, symptôme habituel d'une urétrite chronique, ne l'abandonna plus. Depuis long-temps le jet de ses urines avait considérablement diminué; il eut successivement plusieurs rétentions complètes d'urine, dont la dernière amena un abcès urineux, qui laissa pendant long-temps une fistule au périnée.

Ce malade s'était mis au régime le plus sévère, s'apercevant bien que la moindre fatigue, le coït, les liqueurs alcooliques ou les aliments échauffants, lui étaient pernicieux.

Ayant usé de toute espèce de médicaments astringents et balsamiques pour détruire cette blennorrhagie, il s'en tenait à l'usage des boissons délayantes et des bains.

M. M... était forcé de faire de tels efforts pour rendre le liquide contenu dans sa vessie, qu'il était obligé de porter un bandage à double pelotte pour maintenir deux hernies qui venaient encore compliquer sa position.

La vessie paraissait, en outre, frappée de catarrhe ; ses urines étaient troubles ; elles se décomposaient facilement ; leur séjour prolongé dans leur réservoir en irritait la membrane muqueuse ; d'abondantes mucosités se déposaient au fond du vase, y formant un dépôt offrant une masse grisâtre et homogène, assez semblable à une décoction épaisse de graine de lin ; les urines étaient, en outre, d'une extrême fétidité.

C'est dans ce pitoyable état que M. M... se présenta à nous le 13 mai 1829.

Il serait difficile, et surtout beaucoup trop long, de dépeindre les souffrances et les angoisses de ce malade, les peines et les difficultés que nous avons eues pour arriver à sa vessie, franchir les obstacles qui sillonnaient son canal, et surtout le dernier, qui s'étendait à près de deux pouces de longueur, et que nous n'avons pu cautériser qu'à l'aide de notre porte-caustique courbe ; les lenteurs de ce traitement ; la fièvre et le catarrhe de la vessie, qu'il a fallu combattre, lorsqu'à peine nous venions de triompher à l'aide des moyens que nous avons employés avec toute la prudence possible.

Ce malade, qui avait écrit lui-même la relation de ses malheurs, de toutes ses souffrances, tint une

note exacte des progrès de sa guérison sous l'influence de notre traitement salutaire. Nous regret-
tons que les bornes que nous croyons devoir nous
imposer ne nous permettent pas de la transcrire
tout au long. Nous nous réduisons à rapporter ici le
passage de cet historique, que M. M... nous adres-
sait une année après, environ le 20 avril 1830, de
Bordeaux, où il était à cette époque.

« Grace à vos bons soins, à vos conseils, je suis
tout autre que je n'étais il y a un an ; et si j'ai quelque désir de revoir Paris, soyez persuadé, mon-
sieur, que vous y êtes pour une part égale à ma
famille, qui n'aurait, je pense, plus de père vivant
sans vous. Si je puis réaliser ce désir, ce sera pour vous
faire contempler votre ouvrage, et que vous puis-
siez dire avec raison : Voici un malheureux père que
j'ai conservé à ses enfans.

« Depuis que j'ai pris congé de vous, le 29 juillet
dernier, je me suis soutenu dans le même état. Je
pisse bien ; je n'éprouve plus de douleurs en urinant, et je lance les urines à deux pieds environ
en avant de mes souliers, ce qui ne m'était pas arrivé depuis bien des années. Plus de fièvre, plus de
ces urines troubles et fétides qui sortaient avec tant
de peine. J'ai pris du corps et de l'embonpoint ; je
suis redevenu homme enfin. Je continue mon régime de vie, buvant peu de vin, m'abstenant de

café et liqueurs, comme vous me l'avez soigneusement recommandé. Je passe de temps en temps mes
grosses bougies, qui pénètrent avec facilité, n'en
faisant usage que de loin en loin, etc., etc. »

TREIZIÈME OBSERVATION.

*Quarante-quatre ans. — Plusieurs blennorrha-
gies ; blennorrhée continuelle depuis huit ans ;
deux rétrécissements; le méat urinaire excessivement étroit ; dyspermasie amenée par le second obstacle ; engorgement de la glande
prostate, des épididymes et des deux testicules : huit applications des porte-caustiques droit
et courbe : quarante jours de traitement.*

M. R..., de la Guadeloupe, marié, sans enfant,
vint à moi, le 20 décembre 1831, rendant les urines par un jet excessivement fin et délié.

On avait essayé plusieurs fois de le sonder sans
succès, et le passage seul des bougies ou sondes
en gomme élastique lui procurait des rétentions
complètes d'urine.

Depuis huit ans, un écoulement ne le quittait
plus ; les testicules et les épididymes étaient en-

gorgés, de même que la prostate, ce dont il fut facile de nous convaincre en explorant cette glande par le rectum.

Il n'était plus étonnant que M. R... fût sujet à la fois à des rétentions d'urine et de sperme : depuis long-temps, ce malade ne se livrait plus au coït, une douleur des plus vives remplaçant chaque fois la sensation naturelle de l'éjaculation. Souvent aussi cet acte était suivi de l'issue d'une assez grande quantité de sang. Nous expliquons ce phénomène par l'état maladif de ces parties, trop distendues par la sortie du sperme.

L'urine, arrêtée derrière le premier obstacle, situé à trois pouces du méat urinaire, lui-même déja considérablement rétréci par l'écoulement chronique qui sécrétait constamment depuis plusieurs années, était cause que le malade était toujours mouillé et forcé de s'envelopper de linge, pour ne pas salir et tacher à la fois son pantalon et ses chemises.

M. le professeur Dupuytren, qui fut consulté par le malade à son arrivée à Paris, tout en reconnaissant bien tout ce qu'aurait de désavantageux et de douloureux un traitement par la dilatation, s'arrêta à ce dernier moyen, conseillant à M. R... la sonde à demeure, en en graduant insensiblement le calibre.

Nous avons déja dit combien le malade redoutait l'introduction des sondes et des bougies ; nous eûmes recours néanmoins aux bougies en cire, dans lesquelles nous incorporâmes l'extrait de belladone.

Insensiblement le canal de M. R... a pu les supporter, d'un petit calibre, une demi-heure soir et matin, et cela sans aucun inconvénient ; les urines ont commencé, au bout de huit jours, à couler avec plus de facilité ; les besoins pendant la nuit sont devenus bien moins fréquents, les n°s 3 et 4 arrivant avec facilité presque sur la glande prostate, où ils se trouvaient le plus serrés.

Nous avons pu cautériser le premier rétrécissement, puis le second, et enfin dilater l'urètre avec une bougie sans renflement portant trois lignes de diamètre : c'est là tout ce que nous pouvions raisonnablement faire, vu l'étroitesse du méat urinaire.

M. R... ne quitte pas le suspensoire ; il a pratiqué avec assiduité des onctions avec la pommade mercurielle, qui avaient été déja conseillées par un très savant professeur. Peu à peu, sous l'influence des antiphlogistiques locaux et généraux, les engorgements se sont dissipés ; l'éjaculation du sperme est rétablie, quoiqu'il y ait encore de l'engorgement vers la glande prostate ; mais les douleurs sourdes, gravatives, cette sensation de tiraillement qui se faisait sentir le long des épididymes, ont disparu entièrement.

Nous avons conseillé au malade de recourir de temps en temps aux bougies sédatives en cire, et de ne les garder en place que dix minutes environ, l'exhortant à continuer assidument, quoique éloigné de nous, son régime ; à frictionner encore long-temps les testicules et le scrotum avec la pommade mercurielle, dans laquelle nous faisons entrer une faible partie d'hydriodate de potasse, et à ne pas quitter le suspensoire.

Quant à l'écoulement, il était peu sensible vers la fin de notre traitement. Le passage seul des bougies semblait amener chez lui une diminution notable ; il ne revenait avec intensité qu'après nos cautérisations, qui furent toujours faites avec beaucoup de ménagement et à des intervalles éloignés.

Nous avons eu, il n'y a que très peu de mois, des nouvelles directes de ce malade, dont la santé paraît se soutenir à l'aide des précautions que nous lui avons suggérées.

QUATORZIÈME OBSERVATION.

*Cinquante ans. — Trois blennorrhagies ; deux rétrécissements situés, l'un à quatre pouces, l'autre à six pouces du méat urinaire ; grande difficulté à uriner ; blennorrhée continuelle ; catarrhe de la vessie, développé sous l'influence des rétentions d'urine : sept cautérisations ; deux mois de traitement ; dilatation de l'urètre avec les sondes et les bougies n*os* 11 et 12.*

M. A. M..., ancien colonel, d'une bonne constitution, malgré les blessures et les fatigues de la guerre, qu'il a faite sous l'empire avec distinction, s'est présenté à nous, le 8 février 1832, pissant avec beaucoup de difficulté, rendant parfois du sang mêlé avec ses urines.

Ce liquide, séjournant trop long-temps dans la vessie, s'y décomposait et s'y putréfiait rapidement.

M. A. M... s'aperçoit que des glaires s'attachent au fond du vase ; tout annonce que, dans ce cas, un catarrhe se joint à la rétention d'urine.

Le malade se plaint d'un sentiment de chaleur, de pesanteur, dont il suppose le siége au col de la vessie ; les envies d'uriner deviennent de jour en jour plus fréquentes, et surtout la nuit.

Exploration du canal à l'aide de la bougie n° **2**, franchissant le premier obstacle, mais totalement arrêtée sur le second, situé à six pouces.

Nous évitons d'irriter le mal par des tentatives inutiles ; nous le mettons au régime, aux boissons délayantes, aux bains, et nous lui faisons appliquer quinze sangsues au périnée; lorsque deux ou trois jours ont amené quelque calme et de l'amélioration chez ce malade, nous commençons à employer la dilatation vitale ou mécanique, à l'aide de nos bouts de bougies en gomme élastique. Nous avons renouvelé, plusieurs heures chaque jour, ces tentatives, en recommandant l'usage des demi-bains, des cataplasmes et fomentations émollientes appliqués sur la verge et l'hypogastre ; le quatrième jour, une bougie n° 3 franchit le second obstacle ; les urines dès lors coulèrent avec plus de facilité. Le surlendemain, les n°s 4 et 5 pénétrèrent avec autant de facilité.

Nous cautérisâmes le premier obstacle deux fois ; le second, ayant quelques lignes de plus d'étendue, et plus difficile à attaquer par sa position au-delà de la courbure de l'urètre, nécessita ensuite quatre applications du porte-caustique, dont trois furent pratiquées à l'aide de notre porte-caustique courbe.

Insensiblement, le jet des urines est redevenu plus fort ; la blennorrhée légère à laquelle le malade était sujet a disparu peu à peu ; seulement, le liquide urinaire n'est pas projeté au loin par M. A. M... On voit que la vessie est encore malade ; que le catarrhe ne se dissipera que lentement et sous l'influence des moyens énergiques que nous emploierons.

Quelques injections détersives eurent bientôt diminué la fétidité et cette odeur ammoniacale des urines ; insensiblement, nous avons rendu les irrigations plus actives, à l'aide du chlore à faible dose : les antiphlogistiques, les pilules anti-catarrhales dont nous avons parlé dans le cours de cet ouvrage, les boissons gommeuses et les sudorifiques, que nous avons employées de concert avec les révulsifs, ont, au bout de quelque temps, attaqué cette affection vésicale avec succès : aujourd'hui M. le colonel M... est bien guéri, ne se ressentant plus que de quelques douleurs rhumatismales auxquelles il est sujet depuis long-temps, et qui, pendant leur accès, ont une influence très marquée sur la vessie, les urines ne coulant plus alors avec la même facilité.

Nous avons recommandé à M. A. M... l'usage de la flanelle, des frictions sur la peau et des bains de vapeur.

QUINZIÈME OBSERVATION.

Trente-un ans. — Plusieurs blennorrhagies, dont la dernière, après avoir été très intense, résista à tous les remèdes ; rétention complète du sperme depuis deux ans ; douleurs dans les reins ; inflammation de la vessie, suite de la rétention d'urine ; deux rétrécissements, l'un à deux pouces, l'autre, plus considérable, à cinq pouces du méat urinaire : dix cautérisations, trois sur le premier obstacle, sept sur le second, dont trois pratiquées avec le porte-caustique courbe : guérison dans cinquante jours de traitement ; la blennorrhée a totalement disparu après la cessation des bougies en cire.

M. de W..., ancien sous-lieutenant d'un régiment suisse, ayant eu plusieurs blennorrhagies cordées, ressentait depuis long-temps de grandes difficultés à uriner ; il eut même plusieurs rétentions, incomplètes, à la vérité, mais qui ne laissaient pas que de lui donner les plus grandes craintes.

Il éprouvait aussi des douleurs sourdes dans la vessie et les reins, douleurs que nous attribuons à l'irritation et à la distension produites par la présence du liquide urinaire amassé dans la vessie.

Des symptômes néphrétiques avaient plusieurs fois fait craindre au malade et aux praticiens qu'il avait consultés qu'il ne fût atteint de calculs; parfois il éprouvait aussi une sensation d'engourdissement dans les jambes et dans les cuisses, le long des uretères et dans le bassinet.

Il s'adressa à nous le 15 mai 1832.

Le traitement antiphlogistique, les émollients, la diète, le repos absolu, les bains et les boissons mucilagineuses et diurétiques, joints à notre traitement par la cautérisation et les bougies, ont rétabli le libre passage des urines, et fait disparaître, comme par enchantement, toutes les douleurs que le malade éprouvait depuis trois ans.

MM. les docteurs *James*, Belliot et Moulin, ont eu connaissance de cette cure, dont deux de ces messieurs ont bien voulu suivre le traitement.

M. de W... est entièrement rétabli, et nous venons d'apprendre que ce jeune officier est entré au service de la reine de Portugal, en qualité d'aide-de-camp de don Pedro.

SEIZIÈME OBSERVATION.

Quarante-deux ans.—Six blennorrhagies; blennorrhée continuelle et opiniâtre; difficulté à uriner; gravelle; un seul rétrécissement, à six pouces : trois cautérisations; vingt-cinq jours de traitement; guérison radicale; plus de gravelle ni d'écoulement.

M. D..., employé dans l'administration des eaux et forêts, vint à nous le 1er avril.

Il urinait avec difficulté, et était sujet, depuis plusieurs années, à un écoulement opiniâtre que rien ne pouvait tarir; les balsamiques et les injections astringentes y avaient échoué.

De jour en jour, le jet de ses urines diminuait; le liquide urinaire, retenu trop long-temps dans la vessie, y déposait du sable et même de petits graviers, qui insensiblement auraient pu devenir de véritables noyaux de calculs.

Après avoir reconnu, à l'aide de la sonde exploratrice, un rétrécissement assez considérable, à six pouces du méat urinaire, trois applications du porte-caustique courbe et la dilatation du canal par les bougies ont entièrement délivré M. D... des accidents auxquels il était sujet.

L'emploi des bains, des lavements, des boissons délayantes et apéritives ont totalement changé les urines ; elles ont cessé de déposer ce sable et ces graviers qui auraient probablement augmenté en grosseur et en quantité, car nous avions remarqué que les urines de ce malade avaient de la tendance à se charger de matières salines.

MM. les docteurs Roger et Simond, nos amis, ont eu connaissance de ce traitement ; ce dernier a bien voulu plusieurs fois accompagner ce malade auprès de nous et assister à nos opérations.

DIX-SEPTIÈME OBSERVATION.

Soixante-six ans. — Plusieurs blennorrhagies ; malade depuis près de trente ans ; grande difficulté à uriner ; rétention d'urine complète à plusieurs reprises ; sujet aux hémorrhoïdes ; il y a seize ans qu'une sonde en gomme élastique a été cassée dans le canal du malade, étant dans une maison de santé ; introduction répétée des bougies et des sondes sans résultat satisfaisant ; quatre rétrécissements ; une fistule urinaire, suite des accidents arrivés : douze cautérisations ; rétablissement du diamètre naturel du canal en deux mois et demi de traitement ; disparition de l'écoulement ; guérison radicale.

M. B..., ancien officier supérieur de la garde impériale, âgé de soixante-six ans, s'est adressé à nous le 6 août 1832.

C'est bien, entre tous nos malades, un de ceux dont la position a été la plus pénible et la plus fâcheuse par suite des accidents sans nombre qui lui sont arrivés à la suite des rétrécissements du canal de l'urètre. Je viens d'en rappeler, en tête de cette observation, succinctement les premiers symptômes.

Je ne donnerai pas en entier cette observation, ce qui serait beaucoup trop long; il suffira de dire que M. B... est tout-à-fait guéri aujourd'hui; que, pendant tout le temps qu'a duré son traitement, il n'a pas cessé d'habiter Versailles, où il est retiré, et de venir, deux ou trois fois par semaine, recevoir nos soins; qu'il remontait en voiture immédiatement après avoir été cautérisé; et que, dans la première quinzaine, il était obligé d'être garni de linge ou d'un urinal, pour ne pas faire arrêter la voiture à chaque instant.

Quelles qu'aient été les peines et les lenteurs de ce traitement, nous l'avons conduit à bonne fin. Les obstacles ont été détruits; le canal s'est parfaitement habitué à supporter les bougies, qui, comme on l'a vu, causaient à chaque introduction des accidents graves; et, aujourd'hui, M. B... y a encore recours de loin en loin, sans crainte de voir reparaître ses écoulements, dont nous avons eu beaucoup de peine à le débarrasser.

Cette cure a été constatée et suivie avec beaucoup d'intérêt par le docteur anglais Knox [1] et M. le docteur Frémanger, chirurgien - major du 40ᵉ de ligne, gendre de M. B...

DIX-HUITIÈME OBSERVATION.

Trente-huit ans.— Deux blennorrhagies, la dernière, très inflammatoire, ayant de la peine à guérir; célibataire ; difficulté à uriner depuis ce dernier écoulement; le malade rend parfois du sang par la vessie ; il est sujet à une hématurie; rétention complète en 1826, qui cessa par l'introduction de la sonde; un seul obstacle, à six pouces et demi du méat urinaire, et paraissant se prolonger jusque sur le col de la vessie : cinq cautérisations avec le porte-caustique courbe ; guérison dans un mois de traitement.

M. D..., architecte, âgé de trente-huit ans, célibataire, peu continent, avait eu beaucoup de peine

---

[1] Le docteur Knox est venu en France pour étudier la méthode de Ducamp. Il s'était adressé à nous ; il a suivi plusieurs de nos malades, et il a assisté à nos opérations. Nous l'avons guidé dans le choix de ses instruments, et aujourd'hui il pratique avec succès la cautérisation à Calcutta, où il est allé se fixer.

à se débarrasser d'une seconde blennorrhagie, qui, au bout de fort peu de temps, avait amené un rétrécissement.

Ce malade urinait avec difficulté; il avait eu plusieurs hématuries à la suite de quelques excès de table ou avec les femmes.

Les saignées, les bains émollients, la diète, les boissons délayantes et le repos, amenèrent promptement le calme et la cessation des accidents, à la suite de l'hématurie pour laquelle M. D... réclama nos soins le 8 octobre 1831; mais les difficultés à uriner continuèrent.

Le 27 octobre, nous jugeâmes que l'état du malade était assez satisfaisant pour explorer le canal et cautériser les obstacles. Nous en rencontrâmes un assez considérable à six pouces et un quart, s'étendant jusque sur la glande prostate et vers le col de la vessie.

Bougie n° 4 passant avec facilité; cinq cautérisations successives, après lesquelles M. D... a été, en fort peu de temps, entièrement rétabli; il passe, de loin en loin, des bougies pour maintenir son canal libre.

Une chose assez singulière, c'est que, depuis bientôt deux ans, le pissement de sang auquel ce malade avait été sujet dès l'âge de quatorze ans, et qui revenait assez fréquemment chaque année, n'a point encore reparu.

Le devons-nous au traitement que nous lui avons fait subir ? Mais à l'âge de quatorze ans, où M. D... a été affligé pour la première fois d'un pissement de sang, à la suite de quelques excès de masturbation, il n'existait encore aucun obstacle, et le malade n'avait point eu de blennorrhagie !

Peut-être devons-nous compter pour quelque chose l'observation de régime auquel M. D... nous assure s'être rigoureusement assujetti, d'après nos prescriptions, depuis le traitement que nous lui avons fait subir.

DISTINCTION ESSENTIELLE.

La monotonie fastidieuse de ces descriptions maladives ne pourrait qu'aboutir à lasser nos lecteurs, sans rien ajouter à l'utilité de cet ouvrage.

Il ne tiendrait qu'à nous d'en faire un gros volume, en le grossissant de toutes les observations dignes d'attention que nous avons recueillies dans notre nombreuse clientelle ; mais qu'apprendraient de plus que ce qu'ils savent les jeunes praticiens ou les malades sur l'excellence, je dirai même sur l'infaillibilité curative de la méthode de Ducamp ? Nous pensons en avoir rassemblé un nombre suffisant pour démontrer que nulle autre méthode ne peut lui disputer la préférence, d'autant plus que les observations qu'on vient de lire ont été choisies parmi celles de

nos cures les plus remarquables par leurs difficultés, eu égard, soit à la constitution des malades, soit
à la complication des cas fâcheux où ils se trouvaient lorsqu'ils se sont confiés à nos soins.

Il nous a semblé toutefois que les deux qui vont
suivre, et qui ne sont pas les seules du même genre
que nous pourrions extraire des cahiers de notre
pratique, clôtureraient utilement ce tableau des
misères humaines, et des ressources de l'art pour en
alléger le fardeau.

Ces deux observations pouvant servir à établir en
fait que les maladies de l'urètre et de tout l'appareil
urinaire ne sont pas toujours l'effet plus ou moins
lent ou plus ou moins immédiat de quelques maladies vénériennes, particulièrement d'une ou de
plusieurs blennorrhagies, et d'un traitement imparfait qui n'aurait fait que les pallier en en
suspendant les symptômes; nous avons cru devoir
les publier, et même, pour leur donner plus de re-
lief, les réserver pour les dernières, afin de mettre
à l'aise, vis-à-vis de leurs familles, la pudeur de certains malades qui, sûrs de leurs antécédents irré-
prochables, pourraient craindre qu'on ne crût pas à
la spontanéité de l'irruption de cette maladie sus-
pecte, et ne se décider que trop tard à se faire
traiter.

Nous n'osons pas nous prononcer d'une manière
positive sur ce qu'on peut induire de ces observa-

tions contre l'opinion générale, mais peut-être trop absolue, qui considère les embarras du canal de l'urètre comme une conséquence nécessaire de la blennorrhagie et de son traitement ou imparfait ou incomplet, lorsque surtout ce traitement a eu pour objet l'emploi des injections astringentes; il nous suffit d'avoir soulevé la question de la possibilité du contraire. Il en résulte un état rationnel de doute à cet égard : c'en est assez pour que la conscience de quelques malades, que pourraient retenir une mauvaise honte, les encourage à ne pas laisser aggraver leur mal. Nous en concluons qu'il nous était commandé en quelque sorte de clore ce chapitre par les deux observations ci-après.

DIX-NEUVIÈME OBSERVATION.

Soixante-huit ans. — Point de blennorrhagie ; incontinence d'urine ; rétrécissement léger entre cinq et six pouces ; engorgement de la glande prostate ; la vessie du malade paraît atteinte de catarrhe : trois cautérisations, une sur la glande prostate ; guérison en trois semaines.

M. C...., vieillard respectable, père d'une nombreuse famille, s'étant marié à vingt ans, et ayant toujours mené une vie à l'abri de tous les accidents de la jeunesse, éprouvait depuis dix à douze ans quelques difficultés à rendre le liquide.

Il ressentait parfois des douleurs dans la région du col de la vessie et au périnée.

Son médecin ordinaire lui faisait prendre des bains, quelques boissons adoucissantes et diurétiques, et deux fois eut recours à des applications de sangsues à l'anus et au périnée; M. C... en était momentanément soulagé.

Son mal ayant augmenté; il nous consulta le 18 août 1830.

Ce ne fut pas sans difficulté que nous décidâmes ce malade à nous laisser explorer le canal et la vessie.

Une bougie fine pénétra avec difficulté jusque sur le col de ce réservoir, où elle fut arrêtée.

La sonde exploratrice le fut également entre cinq et six pouces du méat urinaire; le toucher par le rectum nous fit connaître que la prostate était engorgée et volumineuse.

Deux cautérisations sur le premier obstacle, une troisième sur le trajet même de la glande, facilitèrent bien vite le passage de nos plus grosses bougies en cire; plus tard, nous avons continué à dilater le col de la vessie et la glande avec des bougies courbes en gomme élastique, que le malade mettait lui-même en place et sans le secours du mandrin.

Sous l'influence de ce traitement, simple et facile, **M. C...** a vu le jet de ses urines revenir complétement; l'incontinence d'urine, qui paraissait exister plutôt par l'obstacle apporté à l'excrétion naturelle du liquide que par une paralysie complète de l'organe urinaire, a disparu : le malade garde ses urines; il n'est plus obligé de se garnir de linge ou de porter un urinal.

Il existe bien un peu de faiblesse de la vessie : nous craignons même qu'elle n'augmente chez M. C... avec l'âge; mais nous avons fait tout ce que nous pouvions raisonnablement faire pour un malade de soixante-huit ans, qui a conservé près de douze ans son affection sans y apporter le véritable remède, et qui, parce qu'il avait plusieurs fois lu des ouvrages qui traitaient des rétentions d'urine, où il avait vu que les seules personnes incontinentes en sont attaquées, se croyait, par le fait de sa sagesse, à l'abri d'un tel accident.

On voit par cette observation et celle qui va suivre que l'on peut fort bien être atteint de rétention d'urine, et même de coarctation dans l'urètre, sans même avoir eu de blennorrhagie. Mais nous devons dire que, quoique nous possédions plusieurs cas semblables, nous n'en avons rapporté que deux, parce que les malades qui sont le sujet de ces deux observations sont dignes de toute croyance, qu'ils n'avaient aucun intérêt à nous tromper, et, nous le répétons, que toute confiance est due à leur déclaration.

VINGTIÈME OBSERVATION.

Soixante-douze ans. — Marié deux fois ; père de douze enfants ; n'ayant jamais eu de blennorrhagies ni autres affections syphilitiques ; difficulté à uriner depuis vingt ans ; catarrhe de la vessie ; rétrécissement à six pouces ; engorgement du col de la vessie ; les urines coulent par regorgement ; bourrelets hémorrhoïdaux à l'anus ; légère blennorrhée, suintant depuis quelques tentatives de cathétérisme pratiquées par le médecin du malade, qui, à plusieurs reprises, essaya de pénétrer dans la vessie : six cautérisations, deux sur le trajet même de la glande prostate ; guérison dans deux mois de traitement.

Les bougies courbes en gomme élastique, n°s 10 et 12, pénètrent avec facilité ; le malade parvient à conserver ses urines ; la vessie seule demeure parèsseuse ; l'écoulement est à peine sensible, malgré les introductions répétées.

M. B..., ancien avocat, âgé de soixante-douze ans, père d'une nombreuse famille, s'étant marié très jeune, et ayant toujours mené une vie très continente.

A l'âge de cinquante-quatre ans, il éprouva des

douleurs légères dans le périnée et dans la vessie; ses besoins d'uriner devinrent alors plus fréquents. Il fit part de ses souffrances à son médecin, qui le rassura, et l'engagea seulement à prendre quelques bains et quelques tisanes délayantes.

Insensiblement les difficultés à uriner firent des progrès. Si les douleurs que M. B... avait ressenties primitivement s'étaient un peu calmées, il ne fut pas médiocrement étonné de ne pouvoir plus garder ses urines aussi long-temps : souvent, à peine le besoin s'en faisait-il sentir qu'il n'avait pas le temps d'y satisfaire; il trouvait son linge, ses culottes et son lit entièrement mouillés par le liquide urinaire.

Le 20 septembre 1827, il nous fit appeler auprès de lui.

En présence du vénérable docteur Regnaut, nous proposâmes l'exploration du canal et de la vessie.

Une sonde n° 8 ne put pénétrer et fut arrêtée à six pouces; puis, avec plus de force, elle arriva sur la glande prostate. Nous la retirâmes aussitôt, ne voulant pas irriter inutilement ces parties; il s'écoula un peu de sang à la suite de cette opération.

Le 25 septembre, nous parvînmes à placer dans le canal une bougie n° 2, qui fut laissée en place pendant quelques minutes.

Ayant proposé au malade de continuer ce traitement, il y consentit. Au bout de quatre jours, amé-

lioration sensible : les n° 3 et 4 passent sans trop de
peine; les urines coulent avec plus de facilité. Nous
voulons alors pratiquer la cautérisation ; mais le malade s'y refuse, redoutant beaucoup cette opération
à cause, disait-il, de son âge, mais plutôt à cause
de la prévention que sans doute on lui avait inspi-
rée contre notre méthode de guérir.

L'ayant enfin décidé, les douleurs produites par
cette légère opération furent nulles, car nous agis-
sions sur des chairs fongueuses. Quatre applications
successives, faites à des époques éloignées, détrui-
sirent entièrement ce premier obstacle.

Nous n'hésitâmes pas à faire, sur le trajet même
de la glande malade, deux cautérisations, qui furent suivies du plus heureux résultat : le passage
de nos bougies devint beaucoup moins sensible ; il
ne venait plus que très peu de sang chaque fois que
nous mettions en place, pendant vingt minutes ou
une demi-heure, les bougies courbes.

La vessie est restée paresseuse à la suite de notre
traitement; mais, au moins, le malade ne rend plus
ses urines par regorgement, il n'y a plus chez lui
d'incontinence.

Nous ferons observer que ce malade a eu tous
les symptômes du catarrhe de la vessie; que cette
affection n'a pas présenté, dans le temps, des symptômes assez intenses pour mériter d'être l'objet d'un
traitement spécial ; mais que M. B... a quatre-vingts

ans aujourd'hui; qu'il serait donc très étonnant que l'état de ses voies urinaires fût, à un tel âge, dans une intégrité parfaite : car, comme nous l'avons démontré dans un autre ouvrage, où nous avons donné la description anatomique de la vessie chez l'homme; la vessie, et plus particulièrement le canal de l'urètre, suivent de près le dépérissement des parties génitales, et devancent celui de tous les autres organes de l'économie.

Nous avons donc obtenu pour M. B... tout ce que raisonnablement on pouvait espérer : trop heureux encore d'avoir rencontré chez lui un homme sain, robuste, qui s'est distingué toute sa vie par sa manière de vivre, en tout genre exempte d'excès!

FIN.

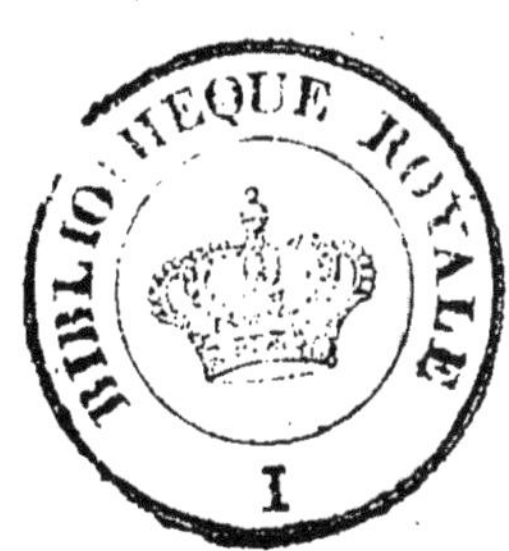

EXPLICATION

DE LA PLANCHE.

FIGURE 1. — Sᴏɴᴅᴇ ᴇxᴘʟᴏʀᴀᴛʀɪᴄᴇ ɴ° 4, *en gomme élastique.*

La division du pied y est très exactement tracée ; elle sert à prendre l'empreinte des rétrécissements. Le point où elle s'est arrêtée vous donne à la fois la distance de l'obstacle et sa situation dans le canal de l'urètre.

FIGURE 2. — Sᴏɴᴅᴇ ᴇxᴘʟᴏʀᴀᴛʀɪᴄᴇ ɴ° 8.

Elle ne diffère de la première que par sa grosseur ; elle est particulièrement utile lorsque, arrivant à la fin du traitement, on veut s'assurer si le canal est bien libre dans toute son étendue. Si sa tête en cire, représentant environ trois lignes et demie de diamètre, pénètre avec facilité jusqu'à la vessie, il n'existe plus de rétrécissements à cautériser.

FIGURE 3. — Bᴏᴜɢɪᴇ *en gomme élastique*, pleine ou creuse à volonté, dite à extrémité soyeuse.

On peut, à volonté, graduer son calibre depuis le plus petit numéro jusqu'au plus élevé. La division du pied y est tracée comme sur les *sondes exploratrices*, pour connaître

la distance des rétrécissements, à partir du méat urinaire.

Ce sont ces bougies que l'on emploie assez généralement
aujourd'hui dans les hôpitaux lorsqu'on veut dilater mécaniquement l'urètre rétréci, sans employer la force et les
sondes à demeure dans le canal.

FIGURE 4. — Bougie en cire, *droite, très flexible.*

Nous lui avons donné le nom de *bougie sédative,* à cause
de l'extrait de belladone que nous y associons à la cire avec
avantage. Ces bougies dissipent fréquemment les spasmes
qui surviennent chez les individus très irritables et affligés
depuis long-temps de rétrécissements du canal de l'urètre.

FIGURE 5. — Bougie en cire, *à ventre.*

Elle sert à dilater le canal après la cautérisation, et elle
rend à la partie rétrécie son calibre primitif. Les renflements de ces bougies peuvent varier à volonté depuis deux
jusqu'à quatre lignes de diamètre : rarement outrepassons-
nous cette grosseur.

FIGURE 6. — Petit porte-caustique de DUCAMP, *tel
que nous l'avons modifié.*

Il est représenté fermé, prêt à être introduit dans le canal pour la cautérisation : il n'a pas plus d'une ligne et demie de diamètre.

(Voir la description que nous donnons du porte-caustique de Ducamp, page 194, et celle des modifications que nous lui avons fait
subir, pages 197 et suivantes.)

FIGURE 7. — Porte-caustique *en gomme élastique,*
n° 8.

Il ne diffère du précédent que par sa grosseur ; il est représenté ouvert. On voit sa cuvette chargée de nitrate d'argent, dépassant la virole en platine placée au bout du tube en gomme élastique. Sa cuvette est montée sur une tige en argent, et solidement retenue par un renflement sphérique, qui ne peut pas dépasser la capsule en platine qui le retient, et qui, elle-même, est solidement goupillée sur le tube de gomme élastique.

FIGURE 8. — *Notre nouveau* PORTE-CAUSTIQUE *en platine, gradué,* dont nous avons déja parlé dans cet ouvrage, page 198.

Ces porte-caustiques ont sur ceux du professeur de Montpellier cet avantage, qu'arrivés sur l'obstacle que l'on veut cautériser, connaissant exactement la distance du méat urinaire au rétrécissement, on n'a qu'à dépasser de quelques lignes l'obstacle, puis à tourner légèrement, soit à droite, soit à gauche, la tête (*figure* 12) qui fixe le mandrin, et qui se trouve placée derrière la boîte à liége, *lettre* B. De cette manière, on cautérise le rétrécissement sans pousser la tige et la cuvette, et sans avoir rien à retirer pour refermer la cuvette, qui rentre dans le porte-caustique par la demi-circonférence qu'on lui a fait faire pour mettre le nitrate d'argent à découvert dans le canal.

FIGURE 9. — *Notre* PORTE-CAUSTIQUE COURBE, *dans lequel se trouve le mandrin à chaînons articulés, représenté figure* 11.

Les ouvertures E, qui mettent à nu le nitrate d'argent, sont placées sur la convexité et dans la concavité du tube en platine.

FIGURE 10. — CANULE DE RECHANGE *du porte-caustique courbe.*

Elle sert à cautériser sur les côtés : on voit en effet que,

sur cette canule, les ouvertures E sont placées latérale-
ment.

D.   Base à vis de la boîte à liége pour recevoir son extrémité supérieure, *figure* 13, *lettre* B.

La division du pied est très fidèlement tracée sur toutes
ces canules.

FIGURE 11. — LE MANDRIN ARTICULÉ dont il vient d'être
question.

On y voit (F) un renflement dans lequel est un trou
percé et taraudé. Le trou reçoit la petite vis C, qui sert
de régulateur au mandrin pour mettre le caustique à découvert. G, chaînons articulés assouplissant leur mouvement à la courbure de la canule. H, cuvette destinée à
recevoir le nitrate d'argent.

FIGURE 12. — TÊTE *qui sert à faire tourner le mandrin.*

FIGURE 13. — LA BOITE A LIÉGE.

Elle est échancrée pour fixer la course de la vis. Sa des-
tination est d'empêcher que le caustique, dissous par les
humeurs de l'urètre, puisse, pendant l'opération, attaquer
les doigts de l'opérateur.

FIGURE 14. — *Vis pour fixer les demi-tours du mandrin porte-caustique.*

FIN DE L'EXPLICATION DE LA PLANCHE.

TABLE.

FIN DE LA TABLE.

ERRATA.

Page 22, lig. 12, il nous suffit *de voir* une personne; *lisez :* de voir
          pisser.
— 28, — 15, grands; *lisez :* graves.
— 67, — 11, médicamentaux, *lisez :* médicamenteux.
— 76, — 5 et 6, *dans* les aines; *lisez : sur* les.
— 118, — 7, Jouy; *lisez :* Passy.
— 122, — 4, il est possible; *lisez :* il est *impossible.*
— 164, — 16 et 17, une grande *modification; lisez :* une grande
          précision.
— 175, — 18, et peu en dedans; *lisez :* et *un* peu.
— 185, — 26, porotide; *lisez :* parotide.

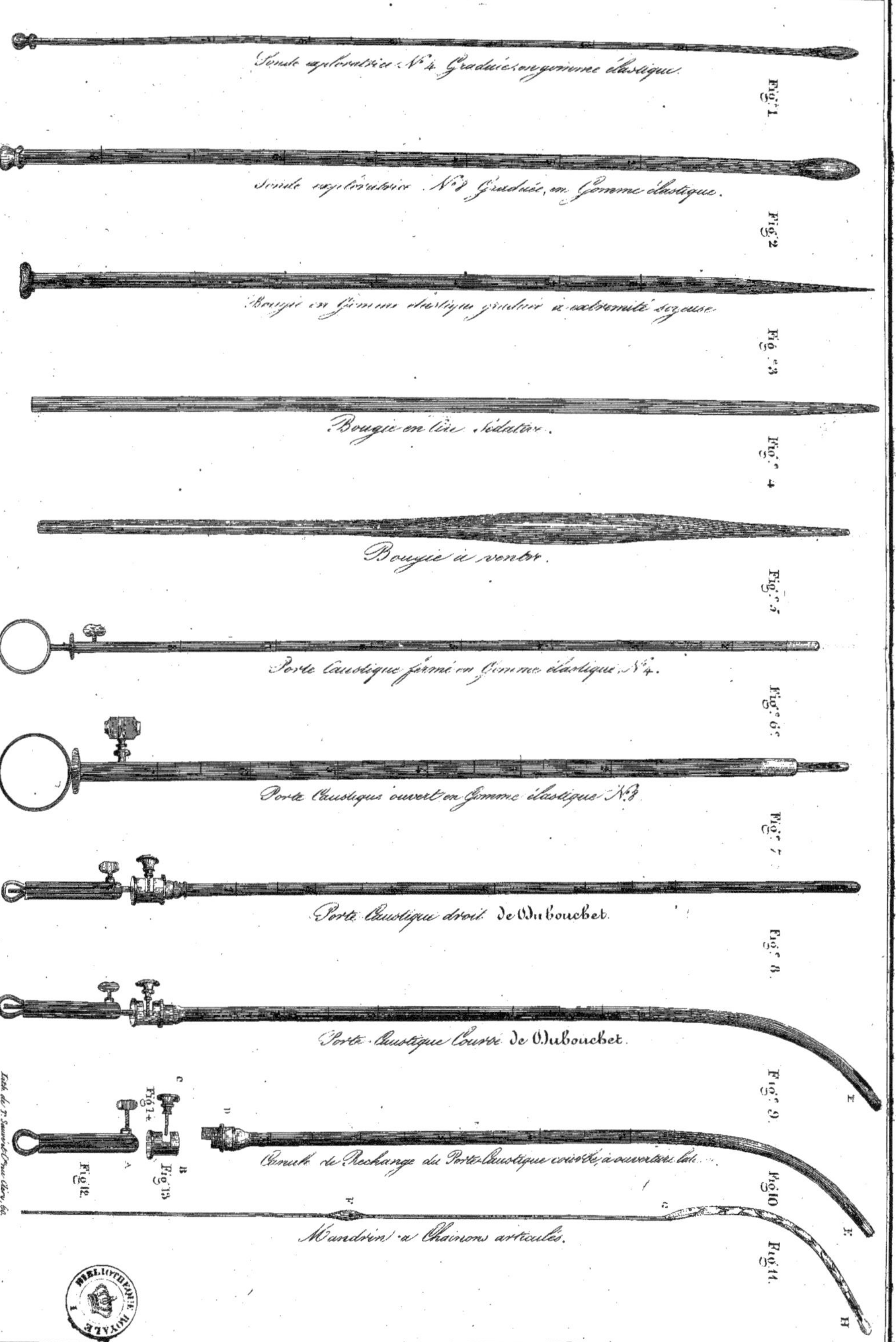

Planche du nouveau Traité des Rétentions d'Urine &c. par Dubouchet, (1834)
Sonde exploratrice N° 4. Graduée en gomme élastique.
Fig. 1
Sonde exploratrice N° 2 Graduée, en Gomme élastique.
Fig. 2
Bougie en Gomme élastique graduée à extremité soyeuse.
Fig. 3
Bougie en Cire Sédative.
Fig. 4
Bougie à ventre.
Fig. 5
Porte Caustique fermé en Gomme élastique. N° 4.
Fig. 6
Porte Caustique ouvert en Gomme élastique N° 8.
Fig. 7
Porte Caustique droit de Dubouchet.
Fig. 8
Porte Caustique Courbe de O. Dubouchet.
Fig. 9
Canule de Rechange du Porte Caustique courbé, à ouverture latérale.
Fig. 10
Mandrin à Chainons articulés.
Fig. 11
Fig. 12
Fig. 13
Fig. 14